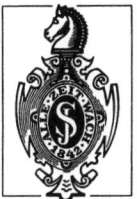

Alfons Grabosch · Michael Günnewig

Die Pflege des Brandverletzten

Mit einem Beitrag von H. C. Schrader

Mit 65 Abbildungen, davon 25 in Farbe

Springer-Verlag
Berlin Heidelberg New York
London Paris Tokyo
Hong Kong Barcelona

Dr. med. Alfons Grabosch
Abteilung für Plastische Chirurgie,
Zentrum für Brandverletzte,
Krankenhaus „Am Urban",
Dieffenbachstr. 1, W-1000 Berlin 61

Michael Günnewig
Leitender Krankenpfleger,
Intensivstation für Schwerbrandverletzte,
Klinik für Plastische -, Hand-
und Wiederherstellungschirurgie
der Medizinischen Hochschule Hannover
im Krankenhaus Oststadt,
Podbielskistr. 380, 3000 Hannover 51

ISBN-13:978-3-540-53396-2

CIP-Kurztitelaufnahme der Deutschen Bibliothek
Die Pflege des Brandverletzten / A. Grabosch; M. Günnewig.
Mit einem Beitr. von H. C. Schrader.
Berlin; Heidelberg; New York; London; Paris; Tokyo; Hong Kong;
Barcelona: Springer, 1991
ISBN-13:978-3-540-53396-2   e-ISBN-13:978-3-642-76256-7
DOI: 10.1007/978-3-642-76256-7

Dieses Werk ist urheberrechtlich geschützt. Die dadurch begründeten Rechte, insbesondere die der Übersetzung, des Nachdrucks, des Vortrags, der Entnahme von Abbildungen und Tabellen, der Funksendung, der Mikroverfilmung oder der Vervielfältigung auf anderen Wegen und der Speicherung in Datenverarbeitungsanlagen, bleiben, auch bei nur auszugsweiser Verwertung, vorbehalten. Eine Vervielfältigung dieses Werkes oder von Teilen dieses Werkes ist auch im Einzelfall nur in den Grenzen der gesetzlichen Bestimmungen des Urheberrechtsgesetzes der Bundesrepublik Deutschland vom 9. September 1965 in der jeweils geltenden Fassung zulässig.

© Springer-Verlag Berlin Heidelberg 1991

Die Wiedergabe von Gebrauchsnamen, Handelsnamen, Warenbezeichnungen usw. in diesem Werk berechtigt auch ohne besondere Kennzeichnung nicht zu der Annahme, daß solche Namen im Sinne der Warenzeichen- und Markenschutz-Gesetzgebung als frei zu betrachten wären und daher von jedermann benutzt werden dürften.

Produkthaftung: Für Angaben über Dosierungsanweisungen und Applikationsformen kann vom Verlag keine Gewähr übernommen werden. Derartige Angaben müssen vom jeweiligen Anwender im Einzelfall anhand anderer Literaturstellen auf ihre Richtigkeit überprüft werden.

Datenkonvertierung: Elsner & Behrens GmbH, Oftersheim

19/3020-543210 – Gedruckt auf säurefreiem Papier

Unserem gemeinsamen Lehrer
Prof. Dr. Dr. F. E. Müller
gewidmet

Vorwort

Genaue Angaben über die Zahl Brandverletzter in der Bundesrepublik Deutschland existieren nicht. Man schätzt, daß sich etwa 1000 Patienten jährlich so schwere Verbrennungen zuziehen, daß sie stationär behandelt werden müssen. Die Versorgung dieser Patienten erfolgt sowohl in allgemeinchirurgischen Abteilungen als auch in spezialisierten Zentren.

Da die absolute Zahl Brandverletzter nicht sehr hoch ist, wird ihrem Schicksal in Deutschland wenig Beachtung geschenkt. Die Tatsache, daß nur 3 Universitäten in der Bundesrepublik entsprechende Spezialabteilungen eingerichtet haben, illustriert diesen Sachverhalt auf traurige Weise. Brandverletzte haben in unserem Land keine Lobby. Auf der anderen Seite stellt ihre Verletzung eine Besonderheit dar. Wohl kein anderer Patient ist, auch für seine Umwelt wahrnehmbar, auf Dauer so schwer geschädigt wie der Brandverletzte. Dieser Tatsache wird sich der Patient im Verlauf der Therapie früh bewußt.

Die Behandlung Brandverletzter befindet sich – auch durch internationale Kontakte – in den Zentren der Bundesrepublik auf einem Niveau, das sich mit den Behandlungsmethoden anderer Industrienationen vergleichen läßt. Viele Patienten mit kleineren Verbrennungen gelangen aber erst gar nicht in spezialisierte Abteilungen.

Ein sehr großer Teil der Versorgung – in allgemeinchirurgischen Abteilungen, aber auch in den Zentren – lastet auf den Schultern des Pflegepersonals. Der Brandverletzte ist auch bei ausgedehnteren Verbrennungen keineswegs immer ein „Intensivpatient", aber er ist fast immer ein „Intensivpflegepatient". Um den an der Pflege Brandverletzter beteiligten Schwestern und Pflegern Richtlinien und Hilfen an die Hand zu geben, damit sie ihre schwierige und verantwortungsvolle Aufgabe meistern können, haben wir dieses Buch geschrieben. Theoretische Grundlagen werden berücksichtigt, soweit sie uns für das Verständnis der Arbeit notwendig erschienen. Wir haben uns aber bemüht, Probleme, die sich täglich stellen, zu beschreiben und praktische Hinweise für deren Lösung zu geben.

Auf die Darstellung eines Konzeptes zur Behandlung Brandverletzter wurde Wert gelegt. Daher sind auch krankengymnastische, ergotherapeutische und psychologische Aspekte berücksichtigt. Wir haben uns bemüht, die anfallenden Aufgaben und deren Bewältigung im Prinzip chronologisch darzustellen, um eine bessere Orientierung auch während der Behandlung zu ermöglichen.

Einige besondere Kapitel handeln jeweils einen Problemkreis insgesamt ab.

Soll das Buch langfristig die pflegerischen Möglichkeiten bei Brandverletzten darstellen, so ist dieses Ziel nur durch einen Dialog zwischen Autoren und praktisch engagiertem Leser möglich. Wir fordern daher ausdrücklich zu Kritik und Anregungen auf. Nur durch weitere Überarbeitungen, Berücksichtigung wertvoller Hinweise und Verarbeitung von Anregungen in weiteren Auflagen kann ein Leitfaden, der immer den aktuellen Stand der Therapie darstellt, erarbeitet werden. Dies ist unser Wunsch.

Die graphischen Darstellungen verdanken wir Herrn K. Wesker. Wir danken unseren Kollegen – Ärzten, Schwestern und Pflegern – für Anmerkungen, dem Kollegen Klaus Plogmeier für die kritische Durchsicht des Manuskripts und dem Springer-Verlag für sein Engagement und die Ausstattung des Buches.

Berlin und Gelsenkirchen, Januar 1991   Dr. A. Grabosch
                                                M. Günnewig

Inhaltsverzeichnis

1 Einleitung	1
2 Historische Entwicklung	2
3 Pathophysiologische Grundlagen	6
3.1 Schädigung der Haut	6
3.1.1 Allgemeines	6
3.1.2 Tiefe der Läsion	7
3.1.3 Ausdehnung	10
3.2 Systemische Wirkungen	11
3.2.1 Flüssigkeitsverlust – Ödem	11
3.2.2 Toxinbildung	13
3.2.3 Herz-Kleislauf-System	14
3.2.4 Niere, Elektrolythaushalt	14
3.2.5 Magen-Darm-Trakt, Leber, Bauchspeicheldrüse	15
3.2.6 Lunge	16
3.2.7 ZNS	17
3.2.8 Hormone und Stoffwechsel	17
3.2.9 Immunsystem und Sepsis	18
4 Therapieprinzipien	24
5 Akutversorgung des Brandverletzten	26
5.1 Erstversorgung an der Unfallstelle	26
5.2 Verlegungsplan	27
6 Erstversorgung in der Klinik	28
6.1 Vorbereitende Maßnahmen	29
6.1.1 Anmeldung	29
6.1.2 Vorbereitung des Aufnahmeraums	30
6.2 Aufnahme des Patienten	30
6.2.1 Stabilisierung der Vitalfunktionen	30
6.2.2 Lokalbehandlung	33
7 Überwachung und weitere Therapie	38
7.1 Monitoring bei Brandverletzten	38
7.2 Weitere Therapie	42
7.3 Verbandwechsel	45

8 Oberflächentherapie ... 51

9 Vorbereitung zur Operation ... 59

10 Operationen des Brandverletzten ... 62
10.1 Grundzüge der operativen Behandlung ... 62
10.2 Spalthautentnahme ... 63
10.3 Vorbereitung des Wundbetts, Débridement ... 65
10.4 Transplantationen ... 67
10.5 Defektdeckung bei extremen Verbrennungen ... 69

11 Postoperative Pflege ... 73
11.1 Allgemeines ... 73
11.2 Vorbereitung des Verbandtisches ... 74
11.3 Vorbereitung des Patienten ... 75
11.4 Postoperativer Verbandwechsel ... 76
11.5 Mobilisierung des Patienten ... 77
11.6 Vorbereitung zur Entlassung ... 77

12 Ernährung ... 79

13 Hygieneaspekte ... 84
13.1 Verhalten auf der Station ... 85
13.2 Bakteriologisches Monitoring ... 87
13.2.1 Patient ... 87
13.2.2 Umgebung ... 88
13.2.3 Personal ... 88
13.3 Infektprophylaxe ... 88
13.4 Aspekte der Reinigung ... 89
13.5 Besucherregelung ... 90

14 Besondere Verletzungen ... 91
14.1 Verbrennungen des Gesichts ... 91
14.2 Verbrennungen der Hände ... 94
14.3 Inhalationsschäden ... 96
14.4 Elektrotrauma ... 99
14.5 Verätzungen ... 101

15 Der brandverletzte Patient aus psychologischer Sicht
von H. C. Schrader ... 107

16 Lagerung, Krankengymnastik, Ergotherapie ... 112

17 Poststationäre Weiterbetreuung ... 116

18 Ausrüstung einer Behandlungseinheit ... 118
18.1 Bauliche Voraussetzungen ... 118
18.2 Geräte und technische Ausstattung ... 119
18.3 Personelle Ausstattung ... 123

Verzeichnis der Spezialabteilungen für Brandverletzte
in der Bundesrepublik Deutschland 125

Literatur 128

Sachverzeichnis 129

1 Einleitung

Die Behandlung Brandverletzter wird in nahezu jeder chirurgischen Ambulanz, in vielen chirurgischen Abteilungen und, da es sich ja um eine Verletzung der Haut handelt, sogar in manchen dermatologischen Abteilungen betrieben. Daß eine thermische Schädigung der Haut, zumal wenn sie größere Areale betrifft, eine den ganzen Patienten erfassende Erkrankung, die Verbrennungskrankheit, auslöst, ist seit Jahrzehnten bekannt.

Erst seit die Behandlung der Verbrennung durch Spezialisten als Konzept entwickelt wurde und täglich praktiziert wird, werden Ergebnisse erzielt, die nicht nur das Überleben nach ausgedehnten Verbrennungen wahrscheinlicher werden lassen, sondern auch die Lebensqualität nach der Behandlung deutlich verbessern. Diese Ergebnisse können nur erreicht werden, wenn ein Behandlungsteam zusammenarbeitet, das um die pathophysiologischen Grundlagen der Verletzung und ihrer Folgen weiß, täglich Erfahrungen sammelt und diese umsetzen kann, aktuelle Forschungsergebnisse rasch in die Routine einfließen läßt und engagiert im Rahmen eines Therapiekonzeptes arbeitet.

In diesem Team kommt der Arbeit der Pflegekräfte eine immer wieder unterschätzte Bedeutung zu. Die extremen Anforderungen an Hygienestandards haben Schwestern und Pfleger zu gewährleisten. Sie tragen einen großen Teil der Verantwortung bei der Oberflächenbehandlung. Sie sind über weite Phasen der Behandlung der primäre Ansprechpartner des Patienten, weit mehr als der Chirurg.

Die Pflege Brandverletzter erfordert neben den Kenntnissen der allgemeinen Krankenpflege und der Intensivpflege das Wissen um die Probleme dieser sehr speziellen Verletzungsfolgen und ihrer Behandlung. Wie sehr diese Tätigkeit gewürdigt wird, zeigt sich auch darin, daß die internationalen Fachgesellschaften, die International Society for Burn Injuries (ISBI) und die European Burn Association (EBA), Pflegekräfte als gleichberechtigte Mitglieder aufnehmen und willkommen heißen. Die erfolgreiche Behandlung Brandverletzter, zumal Schwerbrandverletzter, kann nur gelingen, wenn alle Beteiligten die Therapie kompetent mittragen.

2 Historische Entwicklung

Verbrennungen gehören zu den Verletzungen, mit denen sich der Mensch schon früh auseinanderzusetzen hatte. Infolgedessen sind auch schon in ältester Zeit Behandlungsmethoden ersonnen worden.

Die älteste heute bekannte medizinische Schrift, in der Vorschläge zur Behandlung der Brandwunde gemacht werden, stellt der Papyrus Ebers dar. Er wurde etwa 1600 v. Chr. geschrieben. Vor allem werden tierische Fette in Form eines Verbandes empfohlen, aber die Behandlungsform wechselt auch mit Rücksicht auf das Alter der Wunde und deren Erscheinungsbild. In den indischen Ayurveda-Schriften, die auf die Zeit um 600 v. Chr. datiert werden, wird schon eine Einteilung der Verbrennung in 4 Grade getroffen, und Allgemeinsymptome wie Schwäche, Durst und Fieber sind beschrieben.

In den folgenden Jahrhunderten richtete sich das Augenmerk wieder ausschließlich auf die Therapie der Hautwunde durch unterschiedliche Mittel. In den Schriften des Hippocrates (466–377 v. Chr.) werden ebenfalls Fette und Öle, aber auch reinigende Substanzen empfohlen. Zur Zeit der Römer führten unterschiedliche Autoren weitere Heilkräuter oder Salbenverbände in die Therapie ein.

Im Mittelalter wurde dann sowohl von Razes (890–923) als auch von Avicenna (980–1037) die Kühlung der Brandwunde für vorteilhaft erachtet. Auch Florentinus (1223–1303) betont, daß Brandwunden, gleich welcher Ursache, gekühlt werden sollten. Darüber hinaus stammt von ihm wohl die erste Einteilung in 3 Verbrennungsgrade – charakterisiert durch Rötung, Blasen- und Krustenbildung – in der westlichen Welt. Die Kühlung der Wunde blieb nicht unumstritten.

Man machte sich aber auch zunehmend Gedanken über die Ursachen, die nach Verbrennungen zum Tode führen. Paracelsus (1493–1541) nahm an, daß die Hitze in die Blutgefäße gelangt, das Blut zum Kochen bringe und es austrockne, wodurch das Durstgefühl entstehe. Weitere Allgemeinreaktionen wurden von Ranchin (1565–1645) – Unruhe und Fieber – und Hafenreffer (1587–1660) – schwacher Puls und geröteter Urin – beschrieben.

Im 19. Jahrhundert wurden naturwissenschaftlichere Ansichten bezüglich der Hautschädigung durch Hitze und der Nützlichkeit der Kühlung vertreten. Bigelow (1786–1879) führte Experimente durch, indem er Verbrühungen an Kaninchenohren provozierte. Er betonte, daß die Anwendung von kaltem Wasser nur unmittelbar nach der Verletzung nützlich sei. Vor einer längerfristigen Anwendung bis zur Unterkühlung des Gewebes warnte er. Dzondi (1770–1835), Professor in Halle, empfahl ebenfalls die Kühlung, nachdem er tierexperimentell – und angeblich am eigenen Kleinfinger – den positiven Einfluß auf Blasenbildung und Schmerzreduktion nachgewiesen hatte.

Dzondi beschrieb, daß die Auswirkungen auf den Gesamtorganismus, bis hin zum Tod, von der Ausdehnung der Verbrennung, aber auch von der Tiefe abhänge. Zur Schmerzbekämpfung verabreichte er systemisch Opium in hohen Dosen. Auch andere Autoren empfehlen diese Art der Schmerztherapie. Dieser Maßnahme lag die Vorstellung zugrunde, daß der Verbrennungsschock durch Schmerzen ausgelöst werde.

Dupuytren (1777–1835), Paris, beeinflußte die Vorstellungen seiner Zeit über Verbrennungen nachhaltig. Verbrennungen wurden in 5 Grade eingeteilt. Von ihm stammt auch der erste Versuch, die Letalität in Beziehung zur Ausdehnung der Verbrennung zu setzen. Mehr als 1/6 II.gradig verbrannter Körperoberfläche wurden als tödlich angesehen. Es wurde zwischen Frühtodesfällen (Stunden oder wenige Tage nach dem Trauma) und Tod nach langem Krankheitsverlauf unterschieden. Es war auch Dupuytren, der lehrte, daß die Heilung der Brandwunde zum einen vom Wundrand, zum anderen aber auch von kleinen Hautinseln aus dem Zentrum der Wunde ausgehen könne.

Zu Beginn des 19. Jahrhunderts wurden auch die ersten Autopsieuntersuchungen von Coates (1797–1881) und Cumin (1800–1837) nach Todesfällen durch Verbrennungen beschrieben. Sie fanden systemische interstitielle Ödeme und Entzündungszeichen. Die erste große Studie nach Obduktion Brandverletzter legte Erichsen (1818–1896) vor. Er fand im wesentlichen eine Hyperämie innerer Organe. Im Jahre 1847 gab Obenaus, Leipzig, die erste Beschreibung von Nierenveränderungen im Zusammenhang mit schweren Verbrennungen. Der Durst Brandverletzter, die geringe Urinproduktion und die Nierenveränderungen lenkten die Aufmerksamkeit auf den Flüssigkeitsverlust. Man nahm aber weiterhin an, daß die Patienten die Flüssigkeit über ihre verletzte Körperoberfläche verlieren.

Um die weitere Entwicklung, die natürlich parallel verlief, übersichtlicher darzustellen, sollen die 3 wesentlichen Aspekte – das Verständnis der pathophysiologischen Veränderungen und deren Therapie, die Lokalbehandlung der Brandwunde und die operative Therapie – nacheinander dargestellt werden.

Führte man früher das Schockgeschehen auf neurogene Reize, ausgelöst durch den Schmerz, zurück, so wurde nun immer klarer, daß Flüssigkeitsverluste verantwortlich zu machen waren. Im Jahre 1893 fand Hock in Wien bei Blutuntersuchungen an Brandverletzten, daß diese Serum ins Gewebe verlieren, und er schlug Kochsalzinfusionen vor. Tommasoli (1857–1904) in Palermo führte diese bei Brandverletzten durch. Er verabreichte die Kochsalzlösung subkutan in kleinen Mengen und begann die Therapie erst mehrere Tage nach der Verbrennung. Wilms (1867–1918) in Leipzig ließ seine Patienten reichlich trinken. Die Untersuchungen von Underhill 1921 in New Haven über Hämoglobin-, Hämatokrit- und Chloridveränderungen im Blut Brandverletzter wiesen als Hauptursache des Schockgeschehens die Flüssigkeitsverluste nach. Cope und Moore hatten 1942 in Boston die Gelegenheit, nach einem Brand in einem Tanzlokal viele Brandverletzte zu untersuchen und zu behandeln. Sie zeigten, daß durch Infusionen großer Mengen an salzhaltigen Lösungen die Therapieergebnisse verbessert werden konnten. 1952 entwickelte Evans eine Formel zur

Abschätzung des Flüssigkeitsbedarfs. Baxter gab eine Formel für den Flüssigkeitsbedarf innerhalb der ersten 48 h an, die die Ausdehnung der Verbrennung und das Körpergewicht des Patienten berücksichtigt, und die bis heute in Gebrauch ist.

Da die Brandwunden als Quelle toxischer Produkte oder als Ausgangspunkt für eine Infektion angesehen wurden, versuchte man die lokale Therapie weiterzuentwickeln. Lister (1807–1882) wandte Karbolsäure an. Im Jahre 1878 beschrieb zuerst Copeland, Alabama, die sog. offene Behandlung, die weite Verbreitung fand. Zunehmend wurde Tanninsäure eingesetzt, bis die Lebertoxizität 1944 durch McClure beschrieben wurde. Nach Entdeckung der Antibiotika wurden diese auch zur Lokaltherapie eingesetzt, wegen Resistenzbildung aber schnell wieder verlassen. Im Jahre 1965 setzte Moyer dann mit gutem Erfolg 0,5% Silbernitrat ein. Moncrief beschrieb 1966 die lokale Anwendung von Mafenidacetat. Im Jahre 1969 führte Fox Silbersulfadiazine ein. Ab 1972 fand Povidonjod durch die Arbeiten von Copeland und Georgiade Eingang in die Oberflächenbehandlung Brandverletzter. Beide Substanzen haben eine weite Verbreitung bis heute gefunden.

Durch das Verständnis der pathophysiologischen Veränderungen und deren Therapie mit Infusionen konnte die Frühmortalität deutlich gesenkt werden. Die antibakterielle Oberflächenbehandlung ermöglichte es, die Wunden relativ lange keimarm zu halten. Der definitive Verschluß gelang durch operative Versorgung. Das Débridement, die operative Entfernung der verbrannten Haut, soll schon von dem indischen Chirurgen Sushruta um 800 v. Chr. empfohlen worden sein. Lustgarten (1857–1911) sah in der verbrannten Haut den Entstehungsort toxischer Substanzen und forderte konsequenterweise die komplette operative Entfernung des nekrotischen Gewebes.

Nachdem Reverdin 1869 die erste freie Verpflanzung zweier Epidermisstückchen vorgenommen hatte, führte Pollock 1870 die erste freie Hautverpflanzung nach dieser Methode bei einem brandverletzten Mädchen durch. Thiersch beschrieb dann 1874 den Gebrauch dickerer Transplantate, die bis in die Dermis reichten, und kann daher wohl mit Recht als eigentlicher Begründer der Spalthauttransplantation gelten. Davis in Baltimore setzte etwa 1 cm große Transplantate ein. Diese sog. „pinch grafts" waren bis etwa 1930 sehr beliebt. Später wurden dann mit Hilfe langer Messer mit dünnen Klingen, die Blair und Brown aus St. Louis propagierten, lange Hautstücke gewonnen. Sogenannte Dermatome, Geräte mit denen sich exakt große Spalthautstücke gewinnen ließen, entwickelten Padgett und Hood 1939 und Brown. Dermatome werden elektrisch oder mit Preßluft betrieben und sind bis heute in Gebrauch.

Eine eingehendere Darstellung der historischen Entwicklung findet sich bei M. Thomsen.

Anfang der 60er Jahre entwickelten dann Tanner und Vandeput ein Gerät, um entnommene Haut zu einem Gittertransplantat aufzuarbeiten. Hierdurch läßt sich zum einen eine Expansion, eine Ausdehnung der gewonnenen Haut, erreichen. Die Gitter erlauben aber auch den ungehinderten Abfluß von Blut und seröser Flüssigkeit, die sich zwangsläufig sonst unter den Transplantaten bildet.

Nachdem sich schon im 2. Weltkrieg spezialisierte Abteilungen, die sich mit der Behandlung Brandverletzter befaßten, in den USA gebildet hatten, wurde die erste Einheit in der Bundesrepublik im Jahre 1966 in Bochum von F. E. Müller, der seine Ausbildung in London erhielt, aufgebaut. Bald folgte die Abteilung in Ludwigshafen, die von Zellner bis heute geleitet wird. Die ersten Abteilungen wurden an berufsgenossenschaftlichen Krankenhäusern etabliert. Die deutschen Universitätskliniken besitzen, mit Ausnahme von Hannover, Lübeck und Aachen, bis heute solche Abteilungen nicht.

3 Pathophysiologische Grundlagen

Der offensichtliche Schaden, den eine Verbrennung oder Verbrühung setzt, besteht in einer teilweisen oder kompletten Zerstörung der Körperoberfläche, der Haut. Dieser umschriebene, lokale Schaden führt, wenn er eine gewisse Ausdehnung erreicht, zu Beinträchtigungen nahezu jedes Organsystems. Aus der Verletzung der Haut resultieren den gesamten Organismus betreffende Veränderungen – die „Verbrennungskrankheit". Unter diesem Begriff fassen wir alle systemischen Reaktionen auf eine ausgedehnte Verbrennung einschließlich etwaiger Komplikationen im weiteren Verlauf, wie z. B. die Sepsis, zusammen. Ein einheitliches, streng definiertes Krankheitsbild läßt sich nicht beschreiben.

Diese Vorstellung ist außerordentlich wichtig! Solange man die Verbrennung als rein lokales Problem betrachtete, konnte eine wirksame Behandlung des so verletzten Patienten nicht entwickelt werden. Die Zerstörung ausgedehnter Hautareale ist keineswegs die alleinige Folge der thermischen Einflüsse. Sie ist ihrerseits Ursache der pathophysiologischen Abläufe des Gesamtorganismus.

Die Haut stellt die Grenze zwischen Individuum und Umwelt dar. Sie ist für die Integrität des Organismus außerordentlich wichtig. Einerseits schützt sie uns vor den Einflüssen von außen – Krankheitserregern, Kälte, Giftstoffen – andererseits treten wir auch durch sie mit unserer Umwelt in Kontakt: wir fühlen und begreifen auch mit Hilfe dieser „Grenzfläche".

Durch die Zerstörung der Haut wird diese Barriere zwischen „Innen" und „Außen" mehr oder weniger aufgehoben.

In diesem Kapitel werden die wesentlichen pathophysiologischen Reaktionen infolge einer Verbrennung beschrieben. Aus Gründen der Übersichtlichkeit werden die Schäden an der Haut und die vielfältigen Schädigungen des Gesamtorganismus getrennt dargestellt. Das geschieht rein aus Gründen der Didaktik. Den engen Zusammenhang muß man sich stets vor Augen halten.

3.1 Schädigung der Haut

3.1.1 Allgemeines

Die Einwirkung von Wärme auf die Haut – etwa durch Sonnenstrahlen, offenes Feuer, Kontakt mit einer heißen Herdplatte oder heißen Flüssigkeiten – kann zu einer Verletzung der Haut führen. Das Ausmaß der Schädigung hängt von der Höhe der einwirkenden Temperatur und der Dauer der Einwirkung ab. Der

Kontakt mit einem heißen Bügeleisen führt innerhalb 1 s zu Verbrennungen, die bei Bestrahlung in der Sonne erst nach Stunden auftreten: es kommt zu Rötung und Blasenbildung.

Was geschieht an der Haut, wenn es zur Verbrennung kommt? Durch die Hitzeeinwirkung wird Energie in Form von Wärme an das Körpergewebe, in diesem Fall primär an die Haut, abgegeben. Die Schmerzrezeptoren der Haut reagieren bei einer Temperatur von 47°C. Bei einer Verbrennung fällt die Temperatur von der Hautoberfläche zur Tiefe hin steil ab. Dieser Temperaturabfall hängt vom Wärmeleitvermögen, den Durchblutungsverhältnissen und natürlich der Dicke der betroffenen Haut ab. Die Haut ist eigentlich ein recht guter Isolator. Ab einer Energiezufuhr von 2,4 Pyron wird Haut geschädigt. 1 Pyron entspricht 10 Joule $* \text{min}/\text{cm}^2$.

So kommt es zu Schädigungen einzelner Zellen durch Membranveränderungen und Gerinnen des Zytoplasmas sowie zu Zerstörungen des Zellkontaktes. Die Haut ist sehr histaminreich, und dieses Histamin wird freigesetzt. Die Folge ist eine Gefäßweitstellung. Dies führt zur Rötung der Haut und einer Erhöhung der Durchlässigkeit der Kapillarwände, der Gefäßpermeabilität. Es tritt Blutplasma aus, und es kommt zur Schwellung und Blasenbildung.

Bei größerer Wärmeabgabe – bei 60°C nach 60 s – kommt es zur Denaturierung der Eiweißstrukturen; es entsteht eine irreversible Schädigung, eine Nekrose. Dieses abgestorbene Gewebe kann unterschiedlich tief reichen, bis in in das subkutane Fettgewebe, ja bis zur tiefen Muskulatur und zum Knochen. In diesen nekrotischen Bezirken sind die Kapillaren thrombosiert. So wird es verständlich, daß diese Bereiche über das Blut nicht mehr mit Sauerstoff versorgt werden können, aber es gelangen auch auf diesem Wege z. B. keine Antibiotika hierher.

Aus diesen thermisch geschädigten Arealen soll ein spezielles Toxin (Giftstoff) in den Organismus gelangen. Die Existenz eines spezifischen „Verbrennungstoxins" ist in der Diskussion. Wahrscheinlich handelt es sich um eine ganze Reihe von Toxinen, die dann die Verbrennungskrankheit mit auslösen.

3.1.2 Tiefe der Läsion

Die Schwere einer thermischen Verletzung resultiert einmal aus der Ausdehnung der verbrannten Körperoberfläche, zum zweiten aus der Tiefe der Läsion. Für die Tiefe einer Verbrennung oder Verbrühung wird eine Gradeinteilung benutzt, die von Derganc 1970 vorgeschlagen wurde. Die Schemazeichnung (Abb. 1) zeigt einen Schnitt durch die Haut mit der Tiefenangabe der Verletzung.

Die Verbrennung Grad I, wie sie etwa bei einem Sonnenbrand auftritt, ist klinisch durch Rötung und Schwellung charakterisiert (Farbbild 1; S. 22). Die Haut schmerzt. Die Rötung läßt sich wegdrücken. Die Veränderungen bilden sich nach wenigen Tagen spontan zurück. Histologisch ist der Schaden in der Epidermis lokalisiert. Das Stratum corneum ist abgehoben. Im Stratum lucidum und granulosum finden sich z. T. Zellnekrosen, z. T. degenerative Veränderungen.

Bei der II.gradigen Verbrennung kommt es zur Blasenbildung (Farbbild 2; S. 22). Hier wird das Epithel vom Corium abgehoben. Das ausgetretene Plasma bildet die Blasenflüssigkeit. Die Blasenbildung ist das Charakteristikum der

8   3 Pathophysiologische Grundlagen

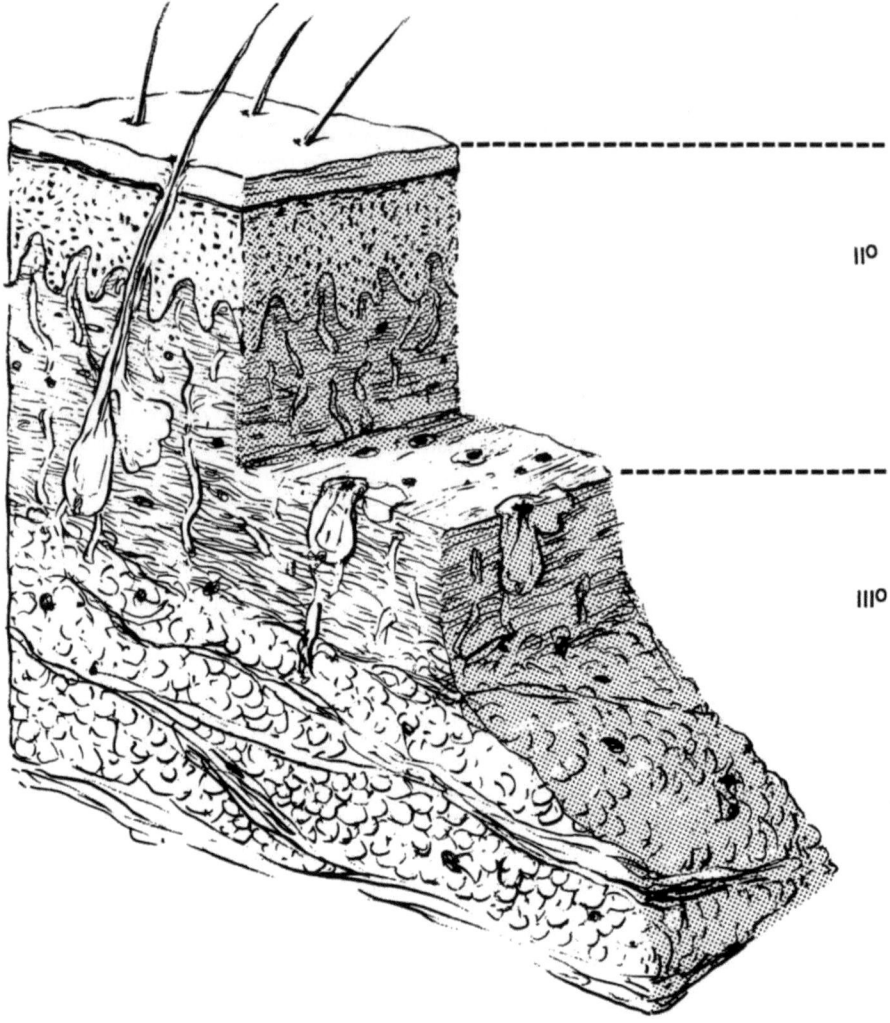

II°

III°

Abb. 1. Hautschnitt mit Verbrennungstiefe

II.gradigen Verbrennung. Eine I.gradige Verbrennung weist nie eine Blasenbildung auf. Es können sich aber sehr wohl unter Blasen tiefere, III.gradige Schäden verbergen. Die II.gradige Verbrennung führt zu einer unterschiedlich tiefen Zerstörung des Coriums. Hautanhangsgebilde wie Haarbälge, Schweißdrüsen, Nervenendigungen bleiben erhalten.

Für den weiteren Verlauf und besonders für die Operationsindikation, die im Kapitel „Operationen des Brandverletzten" näher besprochen wird, ist die Unterteilung in oberflächlich und tief II.gradig wichtig. Bei der oberflächlichen II.gradigen Läsion zeigt der Wundgrund sich eher feucht, die Gewebekonsistenz erweist sich als normal (Farbbild 3; S. 22). Die Haut schmerzt bei Berührung; beim Einstich mit einer Kanüle blutet es, da die Gefäße nicht thrombosiert sind. Bei der oberflächlich II.gradigen Verbrennung finden sich die oberflächlichen Anteile des Coriums ödematös verändert. Das fibröse Gewebe weist Degenerationen auf. Das Endothel der Blutgefäße ist geschwollen, und in den Gefäßen sieht man hyaline Thromben.

Ist die Haut tief II.gradig verbrannt, dann erscheint der Wundgrund noch feucht, die Konsistenz ist aber eher erhöht (Farbbild 4; S. 23). Die Schmerzempfindlichkeit ist reduziert. Erst bei tief kutanem Einstich tritt eine punktförmige Blutung auf.

Histologisch ist die II.gradige thermische Verletzung durch eine Gewebezerstörung mit allen Zeichen der Nekrose charakterisiert. Bei der tief II.gradigen Verbrennung betrifft die Koagulationsnekrose Epidermis und oberflächliche Dermisschichten, während die tiefen Dermisschichten Degenerationen zeigen, aber hier können Teile des Gewebes regenerieren. Von diesen Hautarealen, die nicht vollständig nekrotisch sind, kann eine Defektheilung ausgehen. Es kommt innerhalb von mehreren Wochen zum Aussprossen von Epithel, das Haarbälge und Drüsen umgibt und die Wunde schließt.

Liegt eine III.gradige Verbrennung vor, so findet sich ein trockener Wundgrund mit deutlich erhöhter Konsistenz (Farbbild 5; S. 23). Schmerzreaktionen lassen sich nicht auslösen, da auch die Nervenendigungen zerstört sind. Ebenso tritt auch bei tiefem Einstich kein Blut, sondern lediglich Ödemflüssigkeit aus. Haare sind leicht auszupfbar. Die Nekrose als Ausdruck der Zerstörung der Haut kann weißdemarkiert, gelblich-wachsartig oder schwarz-verkohlt erscheinen. Das feingewebliche Bild zeigt Veränderungen der Epidermis und der gesamten Dermis einschließlich der Hautanhangsgebilde. Eine Reparation kann von hier nicht mehr ausgehen.

Tief II.gradige und III.gradige Verbrennungen neigen zur Infektion. Durch eine stärkere Infektion kann sich eine zunächst II.gradige Läsion in eine III.gradige entwickeln.

Sind Strukturen, die unter der Haut liegen – wie Muskulatur oder gar Knochen – ebenfalls verbrannt, so spricht man von Verkohlung (Farbbild 6; S. 23). Einige

Tab. 1. Charakteristika verschiedener Verbrennungstiefen

Tiefe	Charakteristika
I. Grad	Rötung, Ödem
II. Grad knapp	Blasenbildung, Wundgrund naß, Konsistenz normal, schmerzhaft auf Berührung, Nadelstiche bluten
II. Grad tief	Blasenbildung, Wundgrund feucht, Konsistenz erhöht, Schmerzempfindlichkeit reduziert
III. Grad knapp	Blasen trocken, Wundgrund trocken, Konsistenz erhöht, Schmerzempfindung fehlt, Haare und Nägel fallen aus
III. Grad tief	Trockene Hautfetzen, Wundgrund weiß demarkiert oder schwarz verkohlt oder gelblich-wachsartig, Konsistenz prall-hart, keine Schmerzempfindung, Haare und Nägel fallen aus

Autoren benutzen auch den Ausdruck der IV.gradigen Verbrennung. Sie entsteht bei sehr großen Hitzeeinwirkungen oder bei Stromverletzungen. Tabelle 1 faßt die Charakteristika unterschiedlicher Verbrennungstiefen noch einmal übersichtlich zusammen.

3.1.3 Ausdehnung

Wir haben gesagt, daß neben der Tiefe die Ausdehnung der Hautzerstörung wichtig für die Prognose ist. Eine grobe Schätzung ermöglicht die sog. Neunerregel nach Wallace. Dabei wird jeder Arm mit 9% der Körperoberfläche (KOF), jedes Bein mit 2mal 9% = 18%, der Rumpf vorn mit 2mal 9%, der Rumpf hinten mit 2mal 9% und der Kopf mit 9% angenommen. Somit bleibt 1% für den Genitalbereich. Diese Regel ermöglicht jedoch lediglich eine Schätzung für den Erwachsenen. Für das Kind gelten wegen des relativ größeren Kopfes andere Richtzahlen. Beim Kleinkind ist die Relation noch weiter verschoben. Tabelle 2 zeigt die Prozentzahlen im Sinne der Neunerregel angenähert in Abhängigkeit vom Alter.

Ein weiteres Hilfsmittel zur Schätzung der verletzten Körperoberfläche stellt die Kenntnis der Tatsache dar, daß die Handfläche des Patienten 1% seiner Körperoberfläche ausmacht. Abbildung 2 stellt die Schätzung der Körperoberfläche noch einmal dar.

Worin aber liegt der Grund für die Gefährdung des Patienten durch eine ausgedehnte Verbrennung? Die Verbrennung oder Verbrühung zerstört große Teile der eigentlichen „schützenden Hülle" des Menschen. Die Haut bildet in unversehrtem Zustand ja ein Schutzorgan gegen Infektionserreger. Sie ermöglicht eine Temperaturregulation durch Wärmeabgabe an die Umgebung – wir schwitzen. Ferner sorgen Nervenenden in der Haut für das Empfinden von Schmerz, Druck, Kälte und Wärme.

> Bei einer Zerstörung des Organs Haut bricht die Barriere zur Außenwelt zusammen. Die Nekrosen, die anstelle der vorher gesunden, funktionsfähigen Haut die Körperoberfläche bedecken, sind wie eine große offene Wunde zu betrachten!

Tab. 2. Körperoberfläche (KOF in %) in Abhängigkeit vom Alter

	Erwachsener	10–14 Jahre	1–4 Jahre	0–1 Jahre
Kopf/Hals	9	13	19	21
Rumpf	2 × 18	2 × 18	2 × 18	2 × 18
Arm	2 × 9	2 × 9	2 × 9	2 × 9
Bein	2 × 18	2 × 16	2 × 13	2 × 12
Genitalien	1	1	1	1

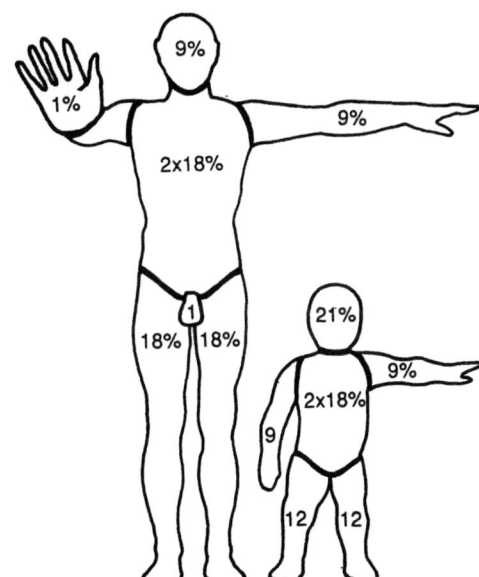

Abb. 2. Neunerregel nach Wallace und Handflächenregel

Die abgestorbene Haut bildet einen idealen Nährboden für das Wachstum von Bakterien. Die Temperatur- und Flüssigkeitsregulation wird gestört. In den thermisch geschädigten Hautarealen werden Substanzen frei, die in den Gesamtorganismus gelangen und systemische Wirkungen auslösen, die wir unter dem Begriff der „Verbrennungskrankheit" zusammenfassen.

3.2 Systemische Wirkungen

Wir wollen nun die schädigenden Auswirkungen der Verbrennung auf den gesamten Patienten, auf seinen Allgemeinzustand und seine Organe betrachten. Den engen Zusammenhang zwischen Hautzerstörung und systemischen Wirkungen haben wir schon betont.

3.2.1 Flüssigkeitsverlust – Ödem

Bei den systemischen Auswirkungen der Verbrennung kann man eine Frühmanifestation innerhalb der ersten 48–72 h und eine Spätmanifestation innerhalb von Tagen, Wochen und Monaten nach dem Trauma unterscheiden. Als erste Allgemeinreaktion kommt es aufgrund der Freisetzung verschiedener Substanzen in der zugrunde gegangenen Haut – hierbei handelt es sich im wesentlichen um Histamin, Serotonin, Substanzen des Kallikrein-Kinin-Systems – zur Permeabilitätserhöhung der Kapillarwände. Dieser Vorgang spielt sich nicht nur im Bereich der verbrannten Areale, sondern praktisch im gesamten Kapillarbett ab. Die Kapillaren werden „durchlässig" für das Blutplasma, so daß Wasser und die im Plasma enthaltenen Stoffe, einschließlich des Albumins und hochmolekularer Eiweiße, wie dem Immunglobulin M, aus dem Blutgefäßsystem in den extravaskulären, interstitiellen Raum gelangen. Es enststeht ein Ödem! Die intravaskulären Flüssigkeitsverluste sind extrem groß. Sie können innerhalb weniger Stunden mehrere Liter betragen. Der Flüssigkeitsaustritt beginnt schon innerhalb der ersten 2 h nach dem Trauma. Nach 24 h wird ein Maximum erreicht, und die erhöhte Kapillardurchlässigkeit bildet sich zurück; das Kapillarleck schließt sich.

Ohne therapeutische Maßnahmen kommt es somit zur Steigerung des Hämatokrit, das Blut wird ja eingedickt, und der prozentuale Anteil der zellulaeren Bestandteile steigt. Die Verminderung des zirkulierenden Blutvolumens führt zur Reduktion der peripheren Perfusion und Sauerstoffversorgung. Die weiteren Charakteristika dieser Schockform sind Abnahme der Urinausscheidung, die Oligo- oder Anurie, Absinken des Blutdruckes, Steigerung der Herzfrequenz, Absinken des zentralvenösen Druckes, Absinken des Pulmonalisdruckes und des Herzminutenvolumens. Der Patient kann in einen hypovolämischen Schock geraten – früher die häufigste Todesursache des Brandverletzten.

Die Flüssigkeitsverluste in den extravasalen Raum sind abhängig von der Ausdehnung der verbrannten Körperoberfläche. Patienten mit II.gradigen Verbrennungen bilden eher stärkere Ödeme als solche mit III.gradigen Verbrennungen. Es kommt aber nicht nur zur Schwellung der verbrannten Körperteile, da die Substanzen, die die Gefäßpermeabilität erhöhen, überall wirksam werden

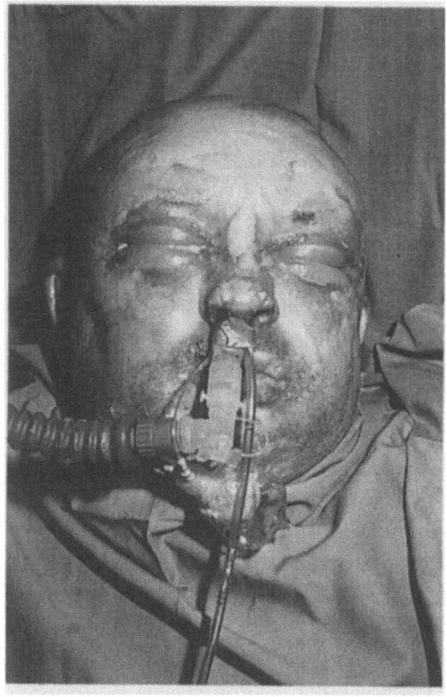

Abb. 3. Systemische Schwellung bei ausgedehnter Verbrennung

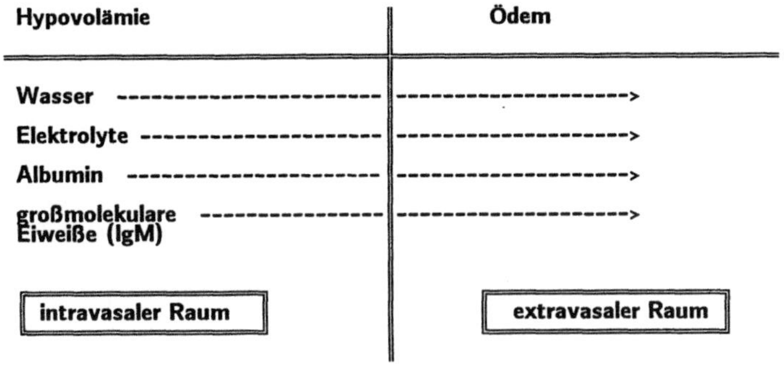

Hypovolämie	Ödem
Wasser ----------------------	---------------------->
Elektrolyte --------------------	---------------------->
Albumin ----------------------	---------------------->
großmolekulare Eiweiße (IgM) ----------------	---------------------->
intravasaler Raum	extravasaler Raum

Abb. 4. Flüssigkeitsverschiebung bei Verbrennung

(Abb. 3). Die Ödemeinlagerung kann bei entsprechender Flüssigkeitszufuhr zur Aufrechterhaltung der Kreislauffunktion und der Diurese an der Gewichtszunahme des Patienten abgelesen werden.

Insbesondere bei entsprechendem Flüssigkeitsersatz mit kristallinen Lösungen kommt es intravasal zur Hypoproteinämie. Die extravasal liegenden Eiweiße verstärken das Ödem im Sinne einer Osmose (Abb. 4). Nach Schluß des Kapillarlecks werden die Gefäßwände wieder semipermeabel, es gelangen nur noch Wasser und Elektrolyte hindurch, und Flüssigkeit wird rückresorbiert. Es können jetzt, insbesondere bei alten, kardial geschädigten Patienten, Komplikationen durch Überlastung des Herz-Kreislauf-Systems resultieren.

Der ausgedehnt Verbrannte verliert größere Mengen Flüssigkeit auch über die Körperoberfläche. Diese als Exsudat bezeichnete Flüssigkeit entspricht in ihrer Zusammensetzung in etwa dem Blutplasma. II.gradige Verbrennungen weisen eine stärkere Exsudation auf als III.gradige Verbrennungen. Über die verbrannten Hautareale verdunstet zusätzlich reines Wasser. Salze und auch Proteine bleiben an der Oberfläche liegen und verstärken durch Bildung eines osmotischen Gradienten diesen Vorgang, den man Evaporation nennt. Über die Oberflächen kann der Brandverletzte 3-4 l/m²/24 h verlieren.

3.2.2 Toxinbildung

In der zerstörten Haut werden nicht nur die oben beschriebenen Substanzen, die man als Mediatoren bezeichnet und die systemische und gefäßerweiternde Wirkung haben, freigesetzt, sondern auch sog. Toxine, Giftstoffe. Einige Autoren (Schönenberger et al., 1972) glauben, die Verbrennungskrankheit auf spezifisch definierte Toxine zurückführen zu können. Die Verbrennungstoxine dürften aber eher eine Ansammlung von unterschiedlichen Abbauprodukten des patienteneigenen denaturierten Proteins und Fetts darstellen. Diese Abbauprodukte entstehen in der Haut im Rahmen der Verbrennung. Sie werden freigesetzt und u. U. in den Organismus eingeschwemmt. Der Charakter dieser Toxine sowie ihre exakten Auswirkungen sind noch ungenügend untersucht.

3.2.3 Herz-Kreislauf-System

Betrachten wir die hämodynamischen Veränderungen im Rahmen der Verbrennungskrankheit, so ist offensichtlich, daß durch die beschriebenen großen Flüssigkeitsverluste der Hämatokrit steigt. Der prozentuale Anteil zellulärer Bestandteile des Blutes nimmt zu, die Viskosität, die Zähigkeit, also auch. Nach 1 h sind die Hämatokritanstiege noch relativ gering. Zum Zeitpunkt von 6 h nach der Verbrennung liegen sie schon um 35% über dem Ausgangswert. Die Blutviskosität steigt nach einer ausgedehnten Verbrennung jedoch stärker, als die Steigerung des Hämatokrits dies erwarten ließe. Das läßt sich durch eine gesteigerte Erythrozytenaggregation – sowohl durch verminderte Flexibilität der Erythrozyten als auch durch Erhöhung der Fibrinogenkonzentration– erklären (Mehrkens, 1982).

Zusätzlich steigt aufgrund der Katecholaminausschüttung der Gefäßwiderstand. Diese Vasokonstiktion betrifft die Gefäße der Haut, des Magen-Darm-Traktes und der Lungen– weniger die des Gehirns, des Herzens, der Niere und der Leber.

Das Herzzeitvolumen sinkt schon in den ersten Stunden nach dem Trauma um ca. 20% ab, wenn es wegen unzureichender Flüssigkeitszufuhr zu einem Volumenmangel kommt. Auch das Schlagvolumen fällt. Es ist ca. 3 h nach der Verbrennung am niedrigsten. Die Herzleistung sinkt nach einer schweren Verbrennung zunächst kurzfristig ab. Verantwortlich hierfür soll ein negativ inotroper Myokardfaktor sein, der nur für wenige Stunden wirksam ist. Danach normalisiert sich die Herzleistung. Sie steigt nach einigen Tagen deutlich an, um dem erhöhten Stoffwechsel gerecht zu werden.

Der zentralvenöse Druck (ZVD) zeigt kein zuverlässiges Verhalten. Er kann sinken, findet sich z. T. aber auch im Normbereich. In aller Regel beträgt der ZVD bei jungen Schwerbrandverletzten auch bei guter Flüssigkeitssubstitution nur wenig mehr als 98–294 Pa.

3.2.4 Niere, Elektrolythaushalt

Eines der ersten Organe, das bei unzureichender Behandlung einer ausgedehnten thermischen Schädigung versagt, ist die Niere. Auf die großen Flüssigkeitsverluste in den Extravasalraum haben wir bereits hingewiesen. Die Niere ist aber, um funktionsfähig zu bleiben, auf einen gewissen Filtrationsdruck angewiesen. Mit einer Urinausscheidung ist erst oberhalb eines systolischen Blutdruckes von 50 mm Hg zu rechnen. Bei Verschlechterung der Herz-Kreislauf-Situation sinkt auch die Nierendurchblutung– es kommt in diesem Organ zur Vasokonstriktion. Das kann eine Verminderung der glomerolären Filtrationsrate zur Folge haben. Diese Mechanismen spielen sicher eine wichtige, keineswegs aber die alleinige Rolle bei der Ausbildung pathophysiologischer Veränderungen der Niere. Auch Funktionsstörungen des Tubulus – hierdurch wird die Konzentrationsfähigkeit der Niere beeinträchtigt – sind zu berücksichtigen. Diese Regelmechanismen stehen ferner unter hormonellem Einfluß und können durch toxische Faktoren weiter gestört werden.

Klinisch wichtig ist, daß die Funktionseinschränkung der Niere nach Verbrennungen, wenn sie sich durch eine verminderte Urinausscheidung manifestiert, ein absolutes Alarmsignal darstellt! Die Menge der Urinausscheidung, die bei Erwachsenen um 50 ml/h, beim Kind bei 1-2 ml/kg KG/h liegen sollte, ist der wichtigste Parameter, um die Infusionstherapie zu steuern.

Besonders gefährdet ist die Niere bei sehr tiefen Verbrennungen, die im Rahmen der Elektroverbrennungen auftreten. Durch die ausgedehnte Zerstörung auch von Muskulatur kann Hämoglobin und Myoglobin die Nierentubuli verstopfen und so zum Nierenversagen führen.

In engem Zusammenhang mit dem Wasserhaushalt und der Nierenfunktion steht die Regulierung des Elektrolythaushalts, im wesentlichen des Kaliums und Natriums. Kalium wird frei, wenn die Zellen durch das thermische Trauma zugrunde gehen. Zunächst kann dieses Kalium jedoch nicht in wesentlichen Mengen in den Kreislauf gelangen. Dies geschieht nach etwa 1 Tag, wenn sich die Kreislaufsituation stabilisiert hat. Bei einer guten Nierenfunktion, bedingt durch eine suffiziente Infusionstherapie und unter dem Einfluß des Aldosterons, wird Kalium dann über die Nieren ausgeschieden, und es muß mit einer Hypokaliämie gerechnet werden.

Der Serumnatriumspiegel des Brandverletzten sinkt. Natrium strömt in die Zellen, über die Wundfläche geht Natrium verloren. Durch die Oberflächentherapie mit antimikrobiellen Mitteln, die oft Ionenaustauscher sind, wird dem Organismus zusätzlich Natrium entzogen. Natrium stellt beim Brandverletzten ein Schlüsselelektrolyt dar und muß entsprechend substituiert werden. Die Elektrolyt- und Flüssigkeitsverschiebungen sind durch eine Infusionstherapie mit Ringer-Laktat, die im Kapitel „Therapiepinzipien" beschrieben wird, abzufangen.

Es soll hier noch hervorgehoben werden, daß eine Hypernatriämie von über 165 mmol/l und hohe Glukosespiegel zum – besonders für Kinder gefährlichen- hyperosmolaren Koma führen können.

3.2.5 Magen-Darm-Trakt, Leber, Bauchspeicheldrüse

Auch der Darm und der Magen werden von den Veränderungen im Rahmen der Verbrennungskrankheit betroffen. In der Frühphase besteht ein paralytischer Ileus. Eine ausreichende orale Ernährung ist nicht möglich. Es bildet sich eine ödematöse Veränderung der Darmwand mit nachfolgenden Perfusionsstörungen. An der Darmwand sind histologisch Schleimhautveränderungen nachweisbar. So nimmt die Zottenhöhe deutlich ab. Bei entsprechend schwerer Schädigung soll die Barriere, die ja auch die Darmwand darstellt, zusammenbrechen. Die Wand des Magen-Darm-Traktes stellt ja ähnlich wie die Haut eine Grenzfläche zwischen „Innen" und „Außen" dar. Zudem ist der Darminhalt auch beim Gesunden massiv bakteriell kontaminiert. Durch die beschriebenen Veränderungen der Darmwand kann diese für Bakterien durchlässig werden. Es kommt zur sog. Translokation. Auch auf diesem Weg kann der Organismus des Brandverletzten mit Erregern überschwemmt werden. Es resultiert eine systemische Infektion. Der Mechanismus der Translokation wird z. Z. intensiv erforscht. Eine normale Ernährung so müh wie möglich, d.h. sobald die Tätigkeit des Magen-Darm-Traktes in Gang gekommen ist, soll die durch diesen Mechanismus entstehenden Probleme verringern.

Ein ernstes Problem stellt die Neigung des schwer Brandverletzten dar, im Laufe der Erkrankung Magenulzerationen zu entwickeln. Diese entstehen im Sinne von Streßulzera. Curling (1842) hat sie bereits vor über 100 Jahren speziell beim Brandverletzten beschrieben. Eine Ulkusprophylaxe ist unbedingt notwendig. Hierdurch ließ sich die Rate der blutenden, operationsbedürftigen Geschwüre deutlich senken. Grundsätzlich kommt es an der Magenwand zu den gleichen Veränderungen wie an den anderen Organen: zu Minderdurchblutung, d. h. Minderperfusion und mangelhafter Sauerstoffversorgung.

Die Leber ist extrem belastbar und regenerationsfähig. So sind denn auch erhebliche Leberfunktionsstörungen, die ohne Vorerkrankung durch die Verbrennung verursacht werden, eher die Ausnahme. Es können geringe Transaminasenveränderungen registriert werden, die sich rasch normalisieren. Die Cholinesterase ist als Ausdruck einer Synthesestörung, die auf einen Parenchymschaden schließen läßt, fast immer in den ersten Tagen vermindert, um sich rasch zu normalisieren. Durch die geminderte Syntheseleistung der Leber kann es zu Gerinnungsstörungen kommen. Ein Ikterus wird selten gesehen. Er kann bei einer Sepsis, einer Serumhepatitis oder bei Hämolyse beobachtet werden.

Akute rechtsseitige Oberbauchschmerzen bis hin zum akuten Abdomen können Ausdruck einer sog. Streßgallenblase sein. Das Pankreas spielt bei den wesentlichen Stoffwechselveränderungen bei der Verbrennungskrankheit eine wichtige Rolle. Eine klinisch manifeste oder sonographisch zu sichernde Pankreatitis ist selten. Hyperglykämien treten häufig auf und können unterschiedliche Ursachen haben. Zunächst gehören sie bis zu einem gewissen Grad zu den metabolischen Veränderungen, mit denen gerechnet werden muß. Im weiteren Verlauf können sie auf Glucoseverwertungsstörungen bei parenteraler Ernährung hindeuten. Die Stoffwechselentgleisung kann jedoch bis zum – sehr seltenen – Streßdiabetes reichen. Zu bedenken sind die hierdurch mitverursachten Wundheilungsstörungen, die bei transplantierten Patienten außerordentlich wichtig sein können.

3.2.6 Lunge

Die Lunge kann beim Brandverletzten in mehrerer Hinsicht als „Problemorgan" gelten. Zunächst können direkt Verletzungen der Lunge entstehen. Bei einem Patienten, der in einem brennenden Auto eingeklemmt ist oder der längere Zeit alkoholisiert in der brennenden Wohnung liegt, kann es zur Einatmung heißer oder giftiger Substanzen kommen. Die Folgen sind regelrechte Verbrennungen der Schleimhaut der Trachea und der Bronchien. Zusätzlich oder auch unabhängig davon können toxische Substanzen, etwa brennende Kunststoffe, zu Verletzungen des eigentlichen Lungenfunktionsgewebes, zu Parenchymläsionen, führen. Alle diese direkten Traumafolgen an der Lunge bezeichnet man als Inhalationsschäden. Auf sie wird im Kapitel „Inhalationsschäden" näher eingegangen.

Aber auch ohne direkte Lungenbeteiligung kann es im weiteren Verlauf zu erheblichen Störungen der Lungenfunktion kommen. Die zuvor beschriebene

Flüssigkeitsansammlung im Extravasalraum betrifft auch die Lunge. Es kommt, verstärkt durch frühzeitige Eiweißgabe, zum interstitiellen Ödem. In das Gewebe zwischen Kapillarwand und Alveole wird Flüssigkeit eingelagert. Die Diffusionsstrecke zwischen Lungenbläschen und blutführender Kapillare wird größer. Es kommt zur Gasaustauschstörung. Zunächst kann weniger Kohlendioxyd abgegeben werden. Später wird auch die Sauerstoffaufnahme behindert. Es kommt ferner zu einer Azidose. Diese Vorgänge beeinträchtigen die Sauerstoffversorgung der Peripherie des Brandverletzten weiter. Bei weiter fortschreitenden Veränderungen kommt es zur Fibrosierung und zum terminalen Lungenversagen.

Außerdem ist der oft immobile, häufig beatmete Brandverletzte pneumoniegefährdet. Diese Pneumonien können sowohl über den Tubus von außen – „air born" – als auch als Organmanifestation einer Sepsis auftreten.

3.2.7 ZNS

Insbesondere bei Verbrennungen im Schädelbereich können sich Schäden am Zentralnervensystem als Hirnödem manifestieren. Der Patient wird unruhig, desorientiert oder aber schläfrig bis komatös. Treten diese Symptome nach Tagen oder Wochen auf, so muß immer auch an eine Sepsis gedacht werden. Nur zu gern ist man bereit, diese Symptome zunächst als Entzugssyndrom oder Durchgangssyndrom zu interpretieren. Diese Diagnose ist erst zulässig, wenn eine Sepsis auszuschließen ist.

3.2.8 Hormone und Stoffwechsel

Auf die Veränderungen des Hormonsystems kann hier nicht detailliert eingegangen werden. Trotzdem sollen sie, da sie ja den Gesamtorganismus betreffen, wenigstens zum Teil aufgelistet werden (Tab. 3).

Tab. 3. Hormonelle Veränderungen nach Verbrennung

– Katecholamine	↑
– Kortisol	↑
– Renin	↑
– Glucagon	↑
– Wachstumshormon	↑
– ADH	↑
– Insulin	↑
– Calcitonin	↑*
– Aldosteron	↑*
– ACTH	↑*
– Prolaktin	↑*
– Schilddrüsenhormone: T3, T4	↓
– Progesteron	↓
– Testosteron	↓

(↑* manchmal erhöht)

Diese Veränderungen führen im Zusammenhang mit den weiter oben beschriebenen Reaktionen im Rahmen der Verbrennungskrankheit zu einer insgesamt veränderten Stoffwechselsituation.

Es wurde nun schon mehrfach betont, daß die periphere Sauerstoffversorgung durch die veränderten hämodynamischen Bedingungen der ersten Stunden und Tage nach dem thermischen Trauma reduziert ist. Auf der anderen Seite gerät der Brandverletzte in eine Hypermetabolie, einen bis ins Extreme gesteigerten Stoffwechsel. Diese Erhöhung kann das 2–2,5fache der normalen Stoffwechselleistung betragen.

Die Zeichen dieser Veränderung sind erhöhte Körpertemperatur, erhöhter Sauerstoffbedarf, gesteigerte Kohlendioxidproduktion, größere Herzleistung und veränderte Eiweiß-, Fett- und Glukoseumsätze.

Man glaubt, daß die Ursache der Veränderungen in Mediatoren aus dem Wundgebiet zu suchen sind – Prostaglandine, Leukotriene, „tumor necrosis factor", Produkte der Neutrophilen und der Makrophagen. Diese Substanzen bilden praktisch den afferenten Schenkel eines Regelkreises und verändern die Steuerung durch das ZNS. So ist dann die erhöhte Körpertemperatur zentral bedingt.

Den efferenten Schenkel dieses Regelkreises bilden Hormone. Ihre Ausschüttung wird nun durch die Stimulation des ZNS modifiziert. So kommt es zu gesteigerten Energieumsätzen. Es tritt ein gesteigerter Kalorienbedarf auf. Da dieser nicht allein durch Verstoffwechselung von Glukose gedeckt werden kann, kommt es in der Leber zur Glukoneogenese. Der Organismus baut aber auch Fett ab, es tritt eine Lipolyse auf.

Im Rahmen der Energiebereitstellung kommt es zum Abbau von Eiweißen, zur Proteolyse. Der Patient gerät in eine Katabolie. Ein Patient mit einer schweren Verbrennung „verkonsumiert sich selbst". Über die Proteolyse werden im wesentlichen die Aminosäuren Glutamin und Alanin frei. Alanin wird über die Leber, Glutamin über den Darm metabolisiert. Bei dieser Verstoffwechselung wird Stickstoff über die Nieren ausgeschieden. Die Menge des so erfaßbaren Stickstoffs bildet ein Maß für die metabolische Situation des Patienten.

Im Rahmen einer ausgedehnten thermischen Verletzung kann ein Patient 20–25% seines Körpergewichts einbüßen. Es ist aufgrund der veränderten Stoffwechsellage eine große Herausforderung, die katabole Situation zu durchbrechen und exzessive Gewichtsverluste zu vermeiden.

3.2.9 Immunsystem und Sepsis

Die Verbrennung an sich verändert die immunologische Reaktion des Patienten. Auf welchem Weg dies im einzelnen geschieht, ist nicht genau bekannt. Auch hier werden Toxine als Auslöser diskutiert. Sicher ist, daß der Brandverletzte in vielfältiger Weise in seiner Fähigkeit, auf eine Infektion zu reagieren, beeinträchtigt ist.

Im Rahmen der Ausbildung des Verbrennungsödems gelangen erhebliche Mengen auch großmolekularer Eiweißkörper in den Extravasalraum. Hiermit verliert der Brandverletzte, in Abhängigkeit von der Ausdehnung seiner Verbrennung, auch erhebliche Mengen an Immunglobulinen, also Antikörpern. Diese können nicht rückresorbiert werden und gehen somit dem Patienten verloren. Nach etwa 2 Tagen wird das Maximum dieses Antikörpermangels erreicht. Dann steigen die Serumspiegel für IgG, IgA und IgM langsam wieder an. Sie werden neu gebildet. Komplement wird aktiviert und in großen Mengen umgesetzt.

Neben dieser Schwächung der humoralen Immunität wird auch der zelluläre Schenkel der spezifischen und unspezifischen Immunantwort geschwächt.

So fällt die Zahl der T-Lymphozyten im peripheren Blut nach einer schweren Verbrennung deutlich ab. Hierbei ist insbesondere auch das Verhältnis der Helfer zu den Suppressorzellen zugunsten der letzten Population verschoben. Die Fähigkeit, auf antigene Reize zu antworten, ist vermindert. Es finden sich also qualitative und quantitative Veränderungen.

Im Rahmen der unspezifischen Immunantwort zeigt sich nach dem thermischen Trauma zunächst eine Leukopenie, die Zahl der weißen Blutkörperchen insgesamt sinkt. Aber auch die Funktion der Zellen verändert sich. Die Phagozytoseaktivität ist vermindert, ebenso ihre Fähigkeit zur Chemotaxis und intrazellulären Keimabtötung.

Die immunologischen Veränderungen sind ausgesprochen komplex. Wir kennen bereits viele Einzelkomponenten, die auf ein Verbrennungstrauma reagieren. Vom Verständnis der Zusammenhänge im Rahmen der Immunantwort sind wir noch weit entfernt.

Insgesamt bleibt festzuhalten, daß der Brandverletzte sowohl im Hinblick auf seine spezifische als auch unspezifische Immunantwort schwer geschädigt ist. Er ist „immunsupprimiert"! In seiner Abwehrleistung gegen Keime ist er geschwächt und somit extrem infektgefährdet. Damit kommen wir zum zentralen Problem der Verbrennungskrankheit – zur Sepsis.

An der Sepsis sterben heute die meisten Brandverletzten. Natürlich bildet jede invasive Sonde oder jeder venöse oder arterielle Katheter eine mögliche Infektionsquelle. In allererster Linie ist der Patient jedoch über seine zerstörte Körperoberfläche gefährdet. Die verbrannte Haut muß wie eine riesige Wunde betrachtet werden. Der Schutz gegen äußere Einflüße, eben auch gegen Krankheitserreger, existiert nicht mehr.

Ferner bildet die abgestorbene Haut, die Nekrose, einen idealen Nährboden für das Wachstum von Bakterien. Trotz entsprechender Oberflächenbehandlung, die im Kapitel „Oberflächentherapie" genauer dargestellt wird, kann eine Besiedlung der Nekrosen mit Bakterien nicht gänzlich verhindert werden. Es kommt nun auf das Maß der Kontamination und das Gleichgewicht zwischen Menge und Aggressivität der Bakterien und Abwehrkräften des Patienten an.

Durchwandern Bakterien – oder auch Pilze oder Viren – in großer Zahl den Verbrennungsschorf, so kommt es zum Einwandern von Erregern in das Subkutangewebe. Über die Kapillaren entsteht zunächst eine Bakteriämie, die Einschwemmung ins Blut. Bei unzureichenden Abwehrkräften des Verbrannten entwickelt sich die eigentliche Sepsis, die Reaktion des Gesamtorganismus auf die eingedrungenen Erreger mit möglicher Organbeteiligung – von der Pneumonie bis zu Manifestationen, etwa in Form von Mikroabszessen, in nahezu allen Organen.

3 Pathophysiologische Grundlagen

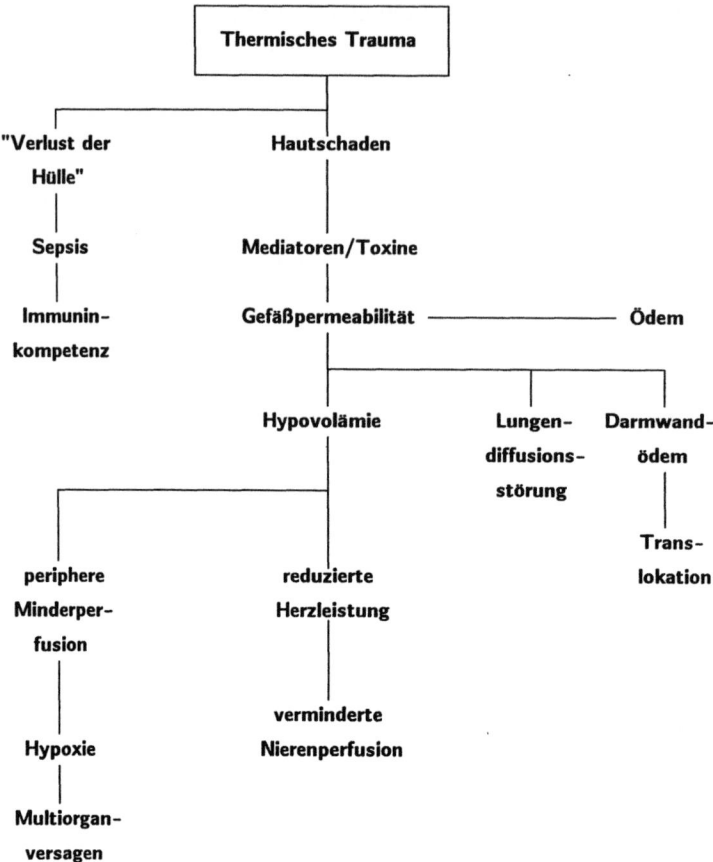

Abb. 5. Systemische Reaktionen nach schwerer Verbrennung

Den wesentlichen Schritt der Generalisierung stellt die sog. „burn wound sepsis" dar. Sie wird durch Gewebebiopsien quantitativ-bakteriologisch oder histologisch diagnostiziert. Eine Keimzahl von 10^5/g Gewebe gilt als kritisch.

Selbstverständlich ist beim „Invasivwerden" der Keime auch die Abwehrlage des Patienten wichtig. Ein sonst gesunder und junger Mensch kann sich gegen eine systemische Infektion besser zur Wehr setzen als ein älterer Mensch, der evtl. zusätzlich durch einen Diabetes mellitus oder andere Erkrankungen resistenzgeschwächt ist. Man muß diese Infektionsgefährdung des Brandverletzten als quantitatives Problem sehen: Auf der einen Seite steht die Aggressivität und die Anzahl der Erreger, auf der anderen Seite die Abwehrmöglichkeit des Brandverletzten. Wir haben deutlich gemacht, daß gerade sie nach einer schweren Verbrennung eingeschränkt ist.

Alle therapeutischen Bemühungen, die nun in den nächsten Kapiteln dargestellt werden, haben zum Ziel, die Verbrennungswunde so schnell wie möglich zu schließen und bis dahin den Brandverletzten so weit wie möglich vor Infektionen zu schützen.

Treten im Verlauf der Behandlung bei einem Brandverletzten Störungen irgendwelcher Organfunktionen auf, so ist man gut beraten, immer auch an die Entwicklung einer Sepsis zu denken.

Die Zusammenhänge der pathophysiologischen Veränderungen zeigt die Abb. 5.

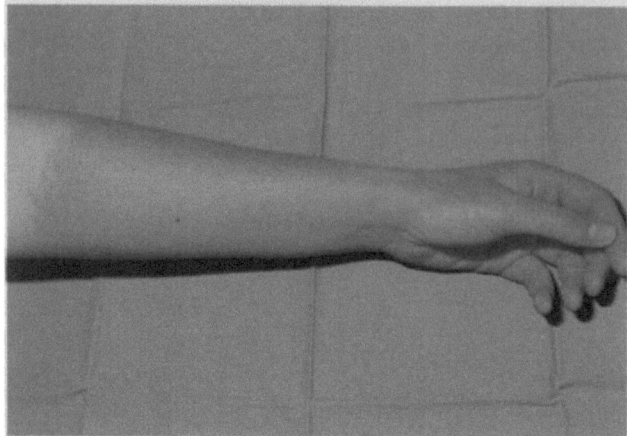

1: I.gradige Verbrennung

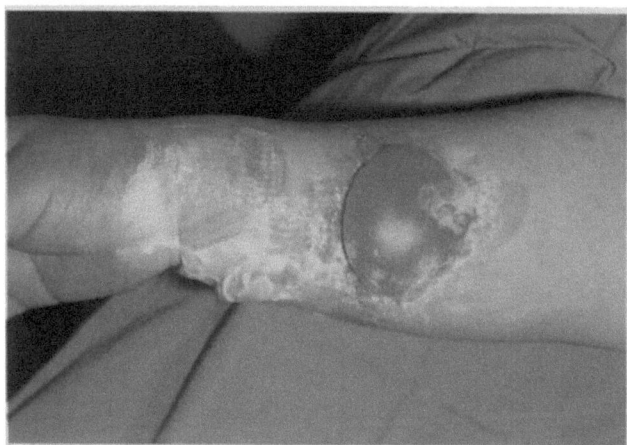

2: Blasenbildung bei II.gradiger Verbrennung

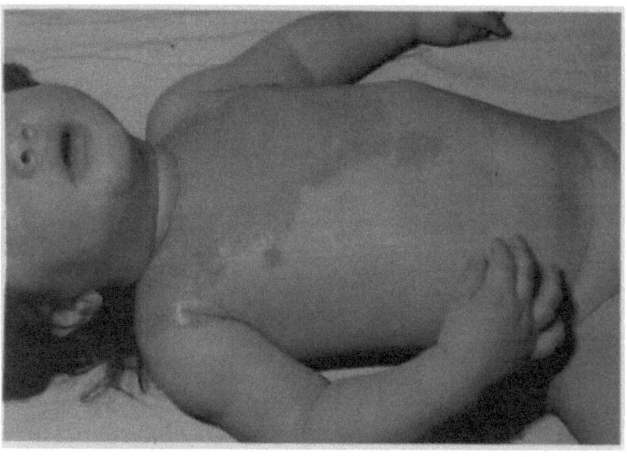

3: oberflächlich II.gradige Verbrennung

3.2 Systemische Wirkungen 23

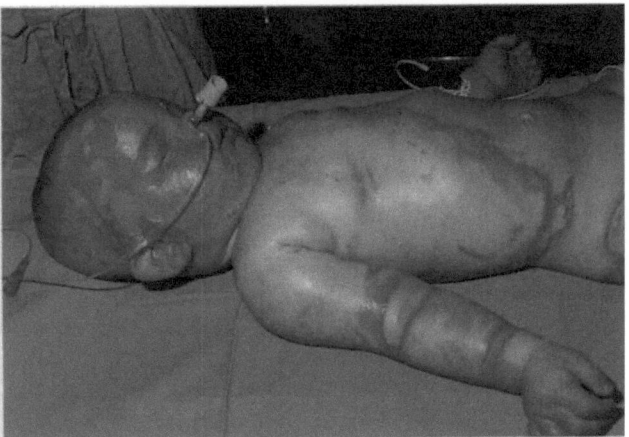

4: tief II.gradige Verbrennung

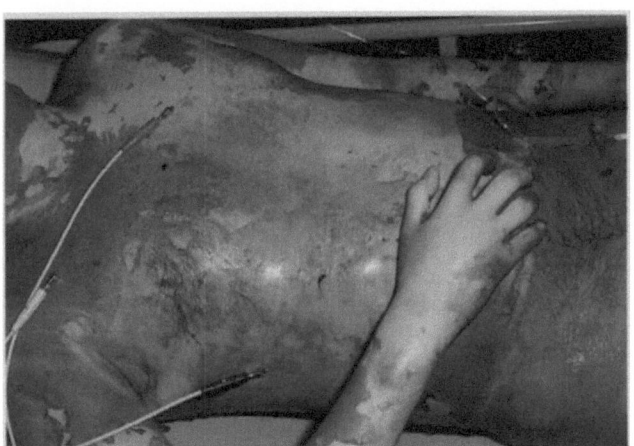

5: III.gradige Verbrennung

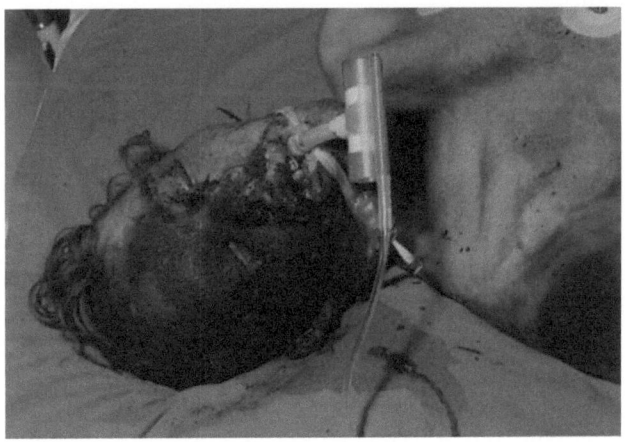

6: Verkohlung

4 Therapieprinzipien

Wie im vorausgegangenen Kapitel beschrieben, stellt die Zerstörung der Haut durch Hitzeeinwirkung nur die unmittelbare Folge einer Verbrennung dar. Vielfältige weitere Unfallfolgen, bedingt durch die mehr oder weniger ausgedehnte Verbrennung, betreffen den Gesamtorganismus. Prinzipiell stellt in der Frühphase nach dem Trauma der immense Flüssigkeitsverlust in den Extravasalraum das Hauptproblem dar. Im weiteren Verlauf steht die Wiederherstellung einer intakten Körperoberfläche im Mittelpunkt der therapeutischen Bemühungen. Einerseits kann nur so der immer drohenden Gefahr der Infektion über die Verbrennungswunde begegnet werden. Andererseits stellt gerade auch die Infektion des Wundgrundes eine Gefahr für die Transplantate dar.

Die Therapie des Brandverletzten steht unter erheblichem Zeitdruck. Die Infusionstherapie muß so rasch wie möglich eingeleitet werden. Später ist man bestrebt, vor Auftreten einer Infektion die Transplantationen vornehmen zu können.

Nach Stabilisierung der Kreislaufverhältnisse muß die Brandwunde vor bakterieller Kontamination bewahrt werden. Hierzu dienen absolut sauberes Arbeiten am Patienten, der Einsatz von Oberflächentherapeutika wie Silbersulfadiazin oder PVP-Jod oder Silbernitrat bis zur Abtragung des Wundschorfes und die Isolation des schwer Brandverletzten.

Bei ausgedehnten Verbrennungen wird die Therapie durch intensivmedizinische Maßnahmen, evtl. parenteraler Ernährung, Beatmung, Thrombose- und Ulkusprophylaxe, Antibiotikatherapie bei systemischen Infektionen ergänzt.

Im Mittelpunkt der Behandlung steht jedoch die operative Entfernung des Verbrennungsschorfs, des Eschar, und die Defektdeckung durch Hauttransplantationen. Unabhängig von der Ausdehnung der Verbrennung bedürfen tief zweitgradige und drittgradige Läsionen dieser Therapie. Bei ausgedehnten thermischen Schäden werden die übrigen Maßnahmen ergänzend eingesetzt. Damit soll nicht gesagt sein, daß sie verzichtbar sind. Sie können in vielen Fällen entscheidend sein. Sie können die operative Therapie aber nie ersetzen, sondern ergänzen sie.

Schon hier soll auch festgestellt werden, daß Kortikoide heute keinen Platz im Therapiekonzept der Verbrennung haben. Sie würden die schon geschwächte Infektabwehr des Patienten weiter schädigen. Auch wird eine Antibiotikaprophylaxe nicht durchgeführt. Sie würde zur Bildung resistenter Keime führen. Unter engmaschiger mikrobiologischer Kontrolle führen wir eine antibiotikafreie Behandlung durch. Treten dann systemische Infekte auf, so kennen wir das vorhandene Erregerspektrum und die Empfindlichkeit, bzw. Resistenz der Keime und können eine gezielte Antibiotikatherapie durchführen.

Begleitet wird diese operative und möglicherweise intensivmedizinische Therapie vom ersten Tag an durch eine entsprechende Lagerung des Patienten, durch eine qualifizierte Physiotherapie und eine psychologische Betreuung.

5 Akutversorgung des Brandverletzten

5.1 Erstversorgung an der Unfallstelle

Die Verbrennung oder Verbrühung eines Menschen stellt ein dramatisches, auch für die Umgebung und die Augenzeugen erschreckendes Unfallereignis dar. Es erscheint daher besonders betonenswert, daß jeder, der Zeuge eines solchen Unfalls wird, durch rasches und korrektes Handeln die Auswirkungen des Unfalls auf den Patienten reduzieren und Komplikationen verhindern kann.

Natürlich ist der brennende Patient bzw. dessen Kleidung zunächst zu löschen. Die Flammen sollten mit einer Decke erstickt werden. Es erfordert jedoch eine große Überwindung an einen brennenden Patienten direkt heranzugehen. Daher erscheint es praktikabler, den Patienten zu Boden zu werfen oder sich hinwerfen zu lassen und dann durch Wälzen des Patienten oder Überwerfen einer Decke die Flammen zu ersticken.

Bei umschriebenen Verbrennungen sollte die verbrannte Kleidung entfernt werden. Es empfiehlt sich dann die Kühlung mit kaltem Wasser. Diese Kaltwasserbehandlung kann mit Leitungswasser durchgeführt werden. Es ist nachgewiesen, daß die Kaltwasserbehandlung auch noch 20–30 min nach der Verbrennung sowohl die Tiefe als auch an den Rändern das Ausmaß der Verbrennung reduzieren kann. Falsch ist eine Kühlung mit Eiswasser. Hierdurch wird um die Zone des Hitzeschadens eine weitere Schädigung durch die Kälte gesetzt.

Außerdem muß betont werden, daß ausgedehnt verbrannte Körperoberflächen keiner Kaltwasserbehandlung zugeführt werden dürfen. Die Auskühlung des Schwerverbrannten ist auf alle Fälle zu vermeiden. Somit eignet sich die Kaltwasserbehandlung bei Verbrühungen oder Verbrennungen z. B. an einer Extremität. Flächenhafte Kühlungen am Rumpf müssen unterbleiben.

Die verbrannten Hautareale sollten dann vor dem Transport möglichst steril abgedeckt werden.

Bei ausgedehnteren Verbrennungen, d. h. von mehr als 5–10% der Körperoberfläche und bei Verbrennungen des Gesichts sollte auf jeden Fall ein Notarzt gerufen werden. Die systemische Behandlung des ausgedehnt Brandverletzten am Unfallort besteht zunächst in der Schaffung eines oder mehrerer großvolumiger Venenzugänge. Es wird augenblicklich Ringer-Laktat infundiert. Der Patient sollte ausreichend Schmerzmittel erhalten.

Bei Verbrennungen im Gesicht oder bei Verdacht auf Vorliegen eines Inhalationsschadens ist die Intubation zu erwägen.

Tab. 4. Erstmaßnahmen am Unfallort

Lokale Behandlung:	Flammen löschen, Kleidung entfernen, Kaltwasserbehandlung, steril abdecken.
Systemische Behandlung:	Ringer-Laktat i.v., Analgetika i.v., (evtl. Intubation und Beatmung), (evtl. Dauerkatheter).

Wir empfehlen in jedem Fall keine weiteren Manipulationen an der Hautoberfläche. So sollten weder Blasen geöffnet werden noch die verbrannten Hautareale mit irgendeiner Creme oder Hausmitteln abgedeckt werden.

Ferner sollen Brandverletzte primär keine Plasmaexpander, keine Antibiotika und keine Kortikoide erhalten.

Der Transport erfolgt dann in die nächste Klinik, bzw. nach Voranmeldung in ein entsprechendes Zentrum.

Die Tab. 4. faßt die Maßnahmen noch einmal zusammen.

5.2 Verlegungsplan

Im folgenden sollen Indikation und Notwendigkeit der stationären Behandlung bzw. der Behandlung in einem Zentrum für Brandverletzte dargestellt werden.

Ambulante Behandlung möglich:	Erwachsene	< 10%,
	Kinder	< 5%.
Stationäre Behandlung erforderlich:	Erwachsene	> 10–20%,
	Kinder	> 5–10%.
Behandlung in einem Zentrum erforderlich:	Erwachsene	> 20%,
	Kinder	> 10%,
	alle Kleinkinder,	
	alle alten Patienten,	
	Elektroverbrennungen,	
	Verbrennungen	
	– des Gesichts,	
	– der Hände, Fußsohlen,	
	– der Atemwege,	
	– der Genitalien,	
	– des Perineums,	
	Vorerkrankungen,	
	Begleitverletzungen.	

6 Erstversorgung in der Klinik

In den vorausgegangenen Kapiteln wurden die pathophysiologischen Grundlagen, die zum Veständnis der Verbrennung und der Verbrennungskrankheit wichtig sind, beschrieben.

Beide Aspekte, sowohl die Hautläsion als auch die systemischen Auswirkungen der Verbrennung, müssen im Rahmen der Pflege Berücksichtigung finden. Im Kapitel „Therapieprinzipien" wurden grundsätzlich die konservativen und operativen Maßnahmen sowie die intensivmedizinischen Aspekte der Behandlung skizziert. In diesem Kapitel werden die Prinzipien der Erstversorgung des Brandverletzten im aufnehmenden Krankenhaus, bzw. in der Spezialabteilung dargestellt.

Die Aufgabe des Pflegepersonals im Therapieteam zur Versorgung Brandverletzter erstreckt sich zum einen auf die Assistenz bei der Durchführung intensivmedizinischer Maßnahmen. Einen ganz wesentlichen Raum nimmt jedoch die Oberflächentherapie ein.

Die oberste Leitlinie des Handelns ist das sterile Arbeiten am Brandverletzten.

> Grundsätzlich werden sämtliche Maßnahmen am Patienten, ob sie sich auf die Grundpflege oder die spezielle Pflege des Brandverletzten beziehen, unter Bedingungen durchgeführt, wie sie auch eine Operationsschwester zu berücksichtigen hat.

Das Pflegepersonal trägt über seiner üblichen Schutzkleidung einen sterilen Operationskittel, Mundschutz, Kopfhaube und selbstverständlich sterile Handschuhe. Diese Maßnahmen haben natürlich im übrigen auch für alle anderen Personen, einschließlich des ärztlichen Personals, den Krankengymnasten und evtl. mitbetreuender Familienangehöriger Gültigkeit.

Grundsätzlich soll ein Brandverletzter von allen Beteiligten nur in steriler Schutzkleidung und mit sterilen Handschuhen angefaßt werden (Abb. 6)! Durch diese strikten Maßnahmen soll verhindert werden, daß weitere Keime auf den Patienten verschleppt werden.

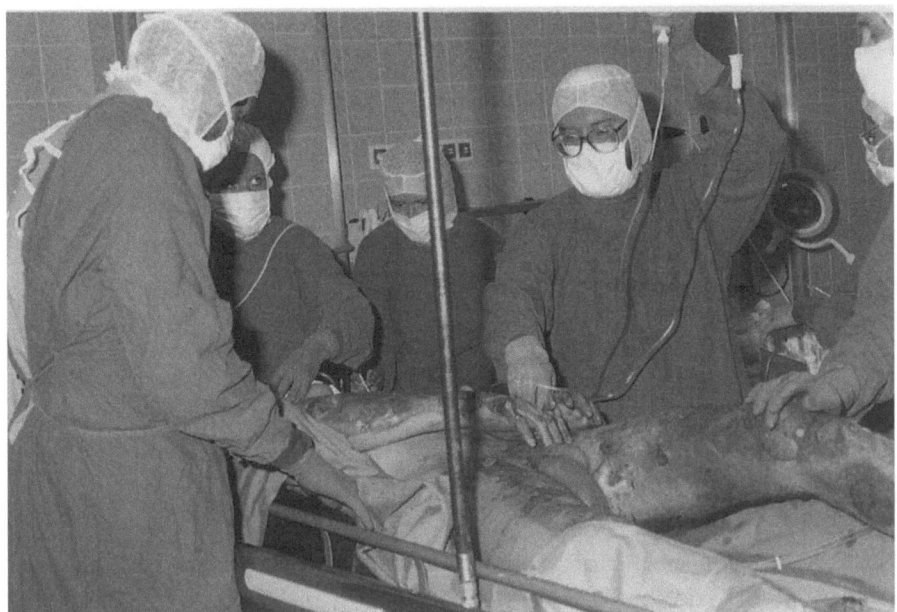

Abb. 6. Aufnahme eines Brandverletzten

6.1 Vorbereitende Maßnahmen

6.1.1 Anmeldung

Wird beabsichtigt, einen Brandverletzten in eine spezialisierte Abteilung zu verlegen, so ist eine telefonische Voranmeldung unbedingt erforderlich! Folgende Informationen sind unerläßlich:

- Alter des Patienten,
- Ausdehnung der Verletzung (% KOF, Neunerregel),
- Zusatzverletzungen (Inhalationstrauma, Frakturen),
- Vorerkrankungen (Diabetes, Herzerkrankungen usw.),
- Unfallzeitpunkt,
- Unfallort,
- Unfallhergang (Brand in geschlossenen Räumen, Verpuffung usw.).

Ist die Übernahme vereinbart, so sollten die Erstmaßnahmen in der verlegenden Abteilung und auf dem Transport mit der weiterbehandelnden Abteilung abgestimmt werden. Insbesondere ist die Art der Oberflächenbehandlung, die Weiterführung der Volumenersatztherapie und die Sicherung der Atmung abzusprechen.

Die Verlegung erfolgt dann in einem aufgewärmten Fahrzeug in Begleitung eines Arztes.

Alle bisher durchgeführten Maßnahmen – Erstversorgung, Medikamentengabe, Infusionstherapie – sind zu dokumentieren.

30   6 Erstversorgung in der Klinik

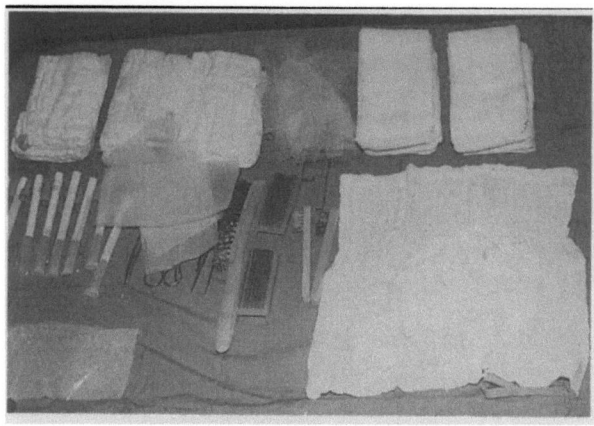

Abb. 7. Verbandtisch zur Erstversorgung

6.1.2 Vorbereitung des Aufnahmeraums

Nach Anmeldung eines Patienten wird in der übernehmenden Abteilung der Aufnahmeraum folgendermaßen vorbereitet:

- Aufheizen des Raumes auf 30–32 °C,
- sterile Abdeckung der Wiegetrage oder des Aufnahmebetts,
- Informierung des Autnahmeteams (Anästhesist, Chirurg, Op./Anästhesieschwester),
- Vorbereitung des Verbandtisches (Abb. 7),
- Zurechtlegen der notwendigen sterilen Schutzkleidung (Kittel, Handschuhe),
- Vorbereitung des Monitorings und des Narkosegeräts.

6.2 Aufnahme des Patienten

Die Primärversorgung erfolgt zweigleisig. Zum einen sollen die Vitalfunktionen (Kreislauf, Atmung) stabilisiert werden. Zum anderen wird die Oberflächenbehandlung eingeleitet.

6.2.1 Stabilisierung der Vitalfunktionen

Ist der Patient bei der Einlieferung ansprechbar, so wird zunächst rasch eine Anamnese erhoben. Unfallzeitpunkt und Unfallhergang sind zu erfragen. Außerdem sind Vorerkrankungen zu eruieren. Ist der Patient nicht ansprechbar, wird eine Fremdanamnese erhoben.

Im Aufnahmeraum der Spezialabteilung für Brandverletzte steht eine Liege oder ein Bett auf einer Bettenwaage (Abb. 8). Die erste Maßnahme bei Aufnahme des Patienten besteht in der Entkleidung des Patienten, soweit dieses noch

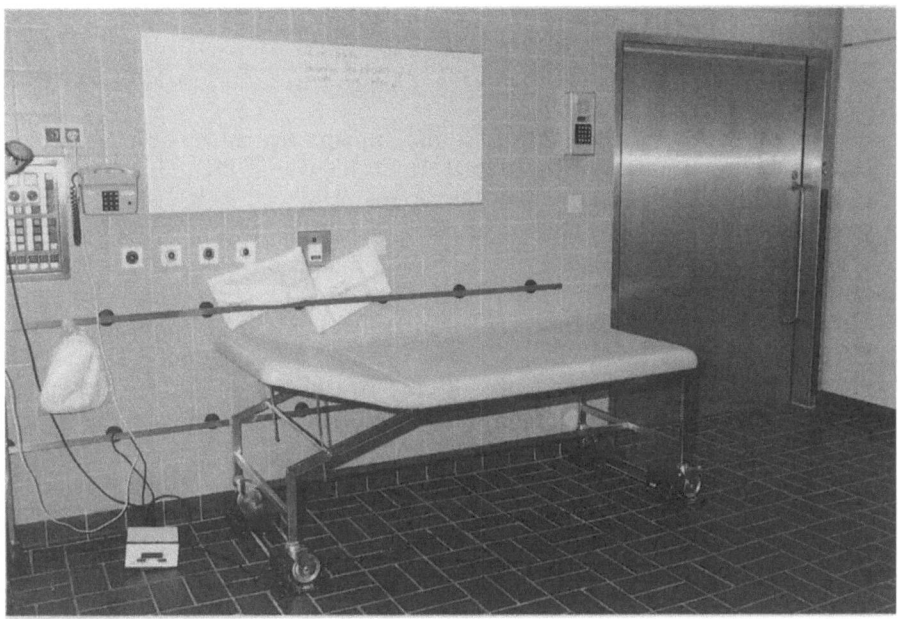

Abb. 8. Bettenwaage

nicht am Unfallort vorgenommen wurde. Der Patient wird sodann zunächst gewogen.

An allererster Stelle steht nun die Sicherstellung der Kreislauf- und Atemfunktion. Ist der Patient zu mehr als 10% verbrannt, so wird, falls dies noch nicht geschehen ist, wenigstens ein großlumiger venöser Zugang gelegt und gut fixiert. Bei ausgedehnten Verbrennungen empfiehlt es sich, zusätzlich einen zentralvenösen Katheter in der V. subclavia oder V. jugularis interna zu plazieren. Alle Katheter werden durch Naht gesichert, damit sie bei den weiteren Behandlungsmaßnahmen nicht versehentlich entfernt werden.

Zum jetzigen Zeitpunkt sollte man sich nicht scheuen, Katheter auch durch verbrannte Hautareale einzuführen. Bei ausgedehnt Brandverletzten ist die Möglichkeit, Zugänge durch unverletzte Hautareale zu legen, erheblich eingeschränkt. Ist man gezwungen, nach Katheterwechseln später durch infizierte Areale zu stechen, so ist die Gefahr einer invasiven Keimverschleppung erheblich größer. Bei unverbrannter Haut wird die Katheterseinstichstelle mit einer Klebefolie steril abgedeckt. Läuft der Katheter durch verbrannte Haut, so erfolgt die Abdeckung der Einstichstelle durch die zur Lokalbehandlung der Wunde aufgebrachte Salbe.

Über diese venösen Zugänge wird nun zunächst Ringer-Laktat-Lösung großzügig infundiert.

Die benötigte Flüssigkeitsmenge wird mit Hilfe einer Formel, die von Baxter (1973) angegeben wurde, ermittelt. In den ersten 24 h nach dem Trauma erhält der Patient

> 4 ml/kg KG/% verbrannter KOF

Hiervon werden in den ersten 8 h die Hälfte, in den zweiten 8 h 1/4 und in den dritten 8 h nochmals 1/4 gegeben. Dieses Schema gibt wie alle Richtlinien nur einen Anhalt.

Ein Patient mit einem Körpergewicht von 80 kg und 40% verbrannter Körperoberfläche erhält hiernach 12,8 l Ringer-Laktat in 24 h. Bei der Berechnung der Körperoberfläche finden nur II.gradig und III.gradig verbrannte Areale Berücksichtigung. Ferner ist darauf zu achten, daß der Flüssigkeitsbedarf für die ersten 24 h nach dem Trauma errechnet wird. Gelangt der Patient 4 h nach dem Unfall in die Klinik, so ist der bisherige Volumenersatz zu berücksichtigen und evtl. „aufzuholen". Gerechnet wird immer vom Zeitpunkt der Verletzung!

Innerhalb der ersten 24 h erhält der Verbrannte kein Eiweiß, also kein Humanalbumin, kein „fresh frozen plasma" und keine Plasmaexpander. Aufgrund des bestehenden Kapillarlecks würden diese Stoffe in den Extravasalraum gelangen und durch den onkotischen Druck das Ödem verstärken.

Der Patient erhält nun über seinen venösen Zugang Sedativa und Analgetika. Mit einer Kombination von Diazepam und Ketamin kann eine Primärversorgung gut durchgeführt werden. Im Prinzip können alle klassischen Analgetika eingesetzt werden. Eine spezifische Medikation beim Brandverletzten gibt es nicht.

Die eigentliche Steuerung der Infusionsmenge erfolgt über die Urinausscheidung. Diese soll 50 ml/h betragen. Scheidet der Patient während der Erstversorgung nicht aus, so wird die Infusionsgeschwindigkeit einfach erhöht. Auf keinen Fall werden Diuretika gegeben. Diese verschleiern die Situation. Ein Brandverletzter, der in dieser unmittelbar posttraumatischen Phase nicht ausscheidet, hat einen Volumenmangel und benötigt Ringer-Laktat!

Zur Kontrolle der Urinausscheidung wird dem Patienten bei Verbrennungen über 20% der Körperoberfläche und bei Elektroverletzungen ein Blasenverweilkatheter gelegt. Ist abzusehen, daß der Katheter mehr als 2 Tage verbleibt, so empfiehlt sich die subrapubische Blasendrainage, da die Infektionsrate hier deutlich geringer ist als beim transurethralen Katheter. Zur Bilanzierung wird ein Stundenurimeter angeschlossen.

Um die Körpertemperatur kontinuierlich zu ermitteln, wird eine Temperatursonde rektal plaziert. Außerdem erhält der Patient eine Magensonde.

Parallel zu diesen Maßnahmen und nach Absprache zwischen Chirurg und Anästhesist wird der Patient zur Unterstützung der Atemfunktion evtl. intubiert. Die Indikation zur Intubation sollte in der Klinik nicht zu großzügig gestellt werden. Natürlich gelten die klassischen Indikationen wie klinische oder blutgasanalytisch gesicherte Ateminsuffizienz. Darüber hinaus sind 3 Indikationen speziell beim Brandverletzten vorstellbar.

Bei Verbrennungen im Gesicht oder sehr ausgedehnten Verbrennungen der Körperoberfläche ist mit einer Schwellung nicht nur des Gesichts sondern auch des Kehlkopfs zu rechnen. Auf diese Situation muß man vorbereitet sein. Eine grundsätzliche Intubation bei der Aufnahme ist nicht erforderlich. Der Patient muß sehr sorgfältig überwacht werden. Tritt durch die Schwellung eine Behinderung der Atmung auf, so wird intubiert.

Bei Verdacht auf ein Inhalationstrauma erfolgt die Bronchoskopie. Diese stellt an sich keine Indikation zur Intubation dar. Die Bronchoskopie kann auch in Schleimhautanalgesie durchgeführt werden. Ist ein Inhalationsschaden gesichert, soll intubiert werden.

Inwieweit die Ausdehnung der Verbrennung eine Intubation erfordert, wird nicht einheitlich beurteilt. Bleibt der Patient ansprechbar, wach und entsteht aufgrund der Analgesierung keine Atemdepression, so soll man mit der Intubation zurückhaltend sein. Bei sehr ausgedehnten Verbrennungen ist die Versorgung der Peripherie mit Sauerstoff jedoch so schlecht und die Gefahr der Atemdepression durch Analgetika und Sedativa so groß, daß die Intubation und ggf. Beatmung vorgenommen werden muß.

Wenn eine Intubation notwendig erscheint, so sollte diese nasotracheal erfolgen. Der Tubus muß durch eine Mullbinde oder eine Naht gesichert werden.

Ist bei ausgedehnten Verbrennungen eine Blutdruckmessung nach Riva-Rocci nicht möglich oder soll eine Kontrolle der arteriellen Blutgaswerte regelmäßig erfolgen, so wird ein Zugang in eine geeignete Arterie gelegt. Die Zahl der Katheter ist wegen der Keimverschleppung auf das notwendige Maß zu reduzieren.

Es läuft nun die Primärbehandlung der Körperoberfläche und das Monitoring der Vitalwerte sowie die Therapie der Vitalfunktionen parallel. Bei beiden Maßnahmen hat das Pflegepersonal zu assistieren. Aus den Venenkathetern wird Blut entnommen, um die wichtigsten primären Labordaten zu erhalten. Folgende Laborparameter sind unbedingt erforderlich:

Hämoglobin, Hämatokrit, Erythrozyten, Thrombozyten,
Leukozyten, PTT, TZ, Quick-Wert, AT III, Faktor XIII,
Fibrinogen, Blutzucker, Natrium, Kalium, Kalzium,
Chloride, Harnstoff, Kreatinin, Gesamteiweiß.

Bei jedem Patienten wird grundsätzlich die Blutgruppe bestimmt.

Die folgenden Laborwerte sind innerhalb der ersten 24 h empfehlenswert:

GOT, GPT, LDH, HBDH, γ-GT, AP, Elektrophorese,
Immunglobuline, Amylase, Lipase, Cholinesterase,
Bilirubin, Laktat, CK, CKMB.

Zur Kontrolle der Atemfunktion sowie einer eventuellen metabolischen Entgleisung führen wir eine Blutgasanalyse durch. Bei bestimmten Unfallmechanismen ergänzen wir die Analysen durch Bestimmung spezifischer Parameter, z. B. CO-Hb, Alkohol. Die Laborparameter werden durch die Bestimmung des Urinstatus und der Urinelektrolyte komplettiert.

6.2.2 Lokalbehandlung

Unter entsprechender Medikation mit Schmerzmitteln bzw. in Narkose wird nun die Therapie der Oberfläche vom Chirurgen unter Assistenz des Pflegepersonals durchgeführt.

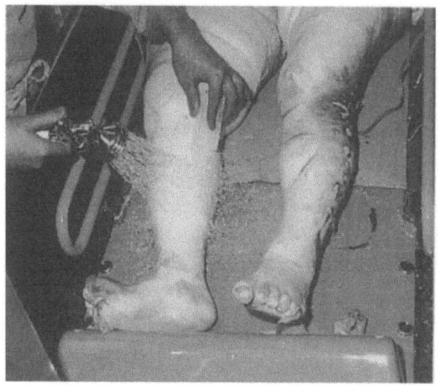 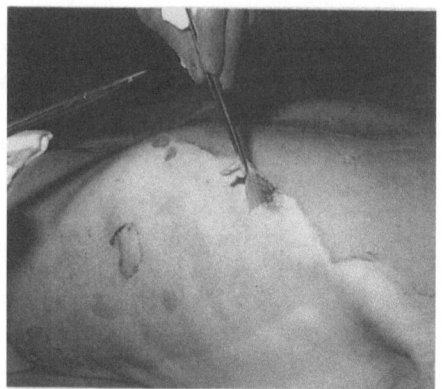

Abb. 9. Reinigung bei der Aufnahme **Abb. 10.** Abtragung zerrissener Brandblasen

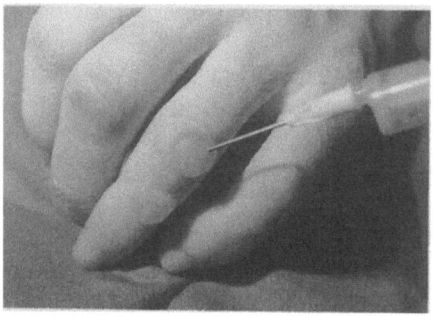 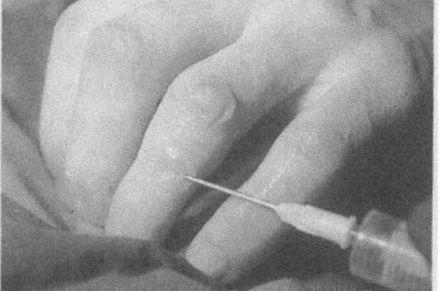

Abb. 11 und 12. Punktion intakter Brandblasen

Um die aktuelle Keimbesiedlung des Patienten zu ermitteln, werden Abstriche von den verbrannten Arealen sowie von Nasen- und Rachenschleimhaut und perianal entnommen. Dann werden – am sinnvollsten über einer Badewanne unter fließendem, keimarmem Wasser – sämtliche Brandwunden gereinigt (Abb. 9). Die Reinigung kleinerer Areale kann auch mit steriler Ringer-Lösung oder einem milden Desinfizienz durchgeführt werden. Auch PVP-Jod-haltige Lösungen eignen sich für diese Maßnahme. Zerrissene Brandblasen werden abgetragen, intakte lediglich abpunktiert (Abb. 10–12).

Nach Reinigung des Patienten wird die Ausdehnung in Fläche (% KOF) und Tiefe (Grad) der thermischen Verletzung exakt bestimmt und dokumentiert. Eine Fotodokumentation sollte vorgenommen werden.

Außerdem wird bei ausgedehnt Brandverletzten eine Enthaarung bis auf Augenwimpern und Brauen durchgeführt, da die Körperbehaarung eine Infektionsquelle darstellt.

Bei III.gradigen zirkulären Verbrennungen an den Extremitäten wird sorgfältig die Durchblutung geprüft. Bei Ausbildung eines Verbrennungsödems unter den unelastischen III.gradig verbrannten Arealen kommt es zur Druckerhöhung, die

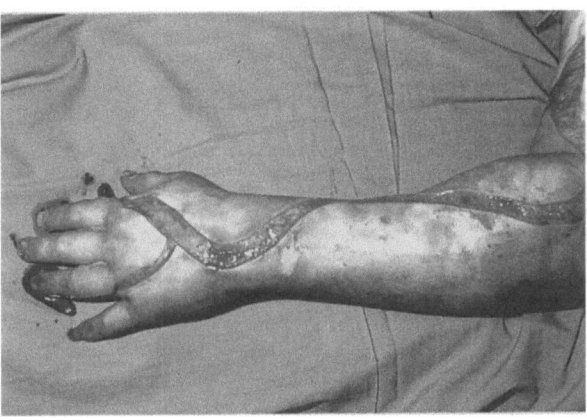

Abb. 13. Escharotomie am Unterarm

zur Kompression von Nerven und Gefäßen führt. Hierdurch können Durchblutungsstörungen in der Peripherie auftreten. Es werden dann Entlastungsschnitte, sog. Escharotomien, durchgeführt (Abb. 13). Diese beziehen sich lediglich auf den lederartigen Verbrennungsschorf und reichen bis ins Subkutangewebe. Sie unterscheiden sich somit von der klassischen Fasziotomie beim Kompartmentsyndrom. Lediglich bei tiefreichenden Verbrennungen, so z. B. bei der Verbrennung durch elektrischen Strom, kann auch eine Spaltung der Muskellogen notwendig sein. Die Führung der Entlastungschnitte zeigt Abb. 14.

Diese Maßnahme ist von außerordentlicher Wichtigkeit, da durch die früh durchgeführte Escharotomie später notwendige Amputationen von Gliedmaßen u. U. verhindert werden können. Da diese Schnitte nur durch den Verbrennungsschorf geführt werden, sind sie nicht schmerzhaft. Die Entlastungsschnitte werden später mit einem Hämostyptikum bzw. Fremdhaut abgedeckt.

Alle diese Maßnahmen werden in einem entsprechend aufgeheizten Raum (zwischen 30 und 32°C) durchgeführt. Der schwer Brandverletzte verliert weitgehend seine Fähigkeit zur Temperaturregulation und muß vor einer Unterkühlung geschützt werden.

Die weitere Oberflächentherapie richtet sich nach der Ausdehnung und der Tiefe der Verbrennung und ist auch von Abteilung zu Abteilung verschieden.

Zur Infektionsprophylaxe wird der Patient mit einer antimikrobiellen Creme oder Lösung behandelt. Im Prinzip kommen hier 3 Präparate zur Anwendung:

Silbersulfadiazin (Flammazine),
Povidonjodcreme (Betaisodona),
Silbernitratlösung 0,5%.

Da diese Substanzen jeweils Vor- und Nachteile aufweisen, ihre Kenntis im Rahmen der Oberflächenbehandlung jedoch wichtig erscheint, werden diese 3 Oberflächentherapeutika im Kapitel „Oberflächentherapie" ausführlicher behandelt. Im Prinzip ist die Aufgabe der Schwester/des Pflegers immer die gleiche. Von einem wie zur Operation hergerichteten Tisch wird das Material dem behandelnden Arzt steril angereicht. Dieser versorgt den Patienten mit dem Verband.

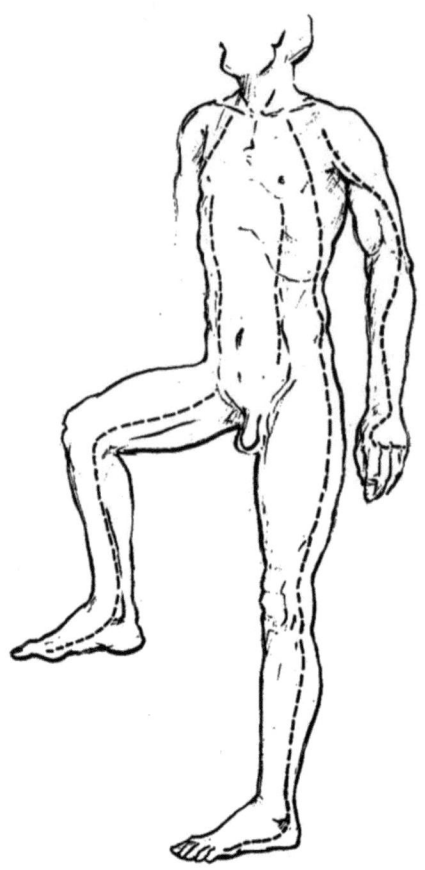

Abb. 14. Schema der Escharotomieführung

Der Patient wird nach der Erstversorgung in das vorbereitete Zimmer gebracht. Dieses ist ebenfalls wie der Aufnahmeraum aufgeheizt (30–32 °C, Luftfeuchtigkeit 40 Vol-%). Er wird in ein sauberes Bett gelagert, das mit sterilem Schaumstoff – 2– 3 Lagen von je 2 cm Dicke – abgedeckt ist. Das Bett steht auf einer Bettenwaage. Diese wird nach Lagerung des Patienten auf Null geeicht und erlaubt somit eine kontinuierliche Kontrolle der Gewichtszunahme durch das Ödem jeweils bis zum nächsten Verbandwechsel.

Der Patient soll nach Möglichkeit in einem Einzelzimmer liegen (Abb. 15). Der Oberkörper wird hochgelagert. Ebenso sollen sämtliche verbrannten Extremitäten auf Schaumstoffkeilen hochgelagert werden. Nähere Einzelheiten finden sich im Kapitel „Lagerung, Krankengymnastik, Ergotherapie".

Bevor das Gesicht und die Augenlider durch das sich ausbildende Ödem zuschwellen, soll noch eine Untersuchung auf Verletzungen der Augen vom Arzt durchgeführt werden. Augen und Lidsäcke werden dann durch die Schwester/den Pfleger gereinigt und mit einer Augensalbe (z. B. Bepanthen) versorgt. Es werden nun noch einmal im Bett sämtliche Zugänge gesichert.

Spätestens zu diesem Zeitpunkt soll die ausreichende Tetanusprophylaxe überprüft und, wenn nötig, durchgeführt werden.

6.2 Aufnahme des Patienten   37

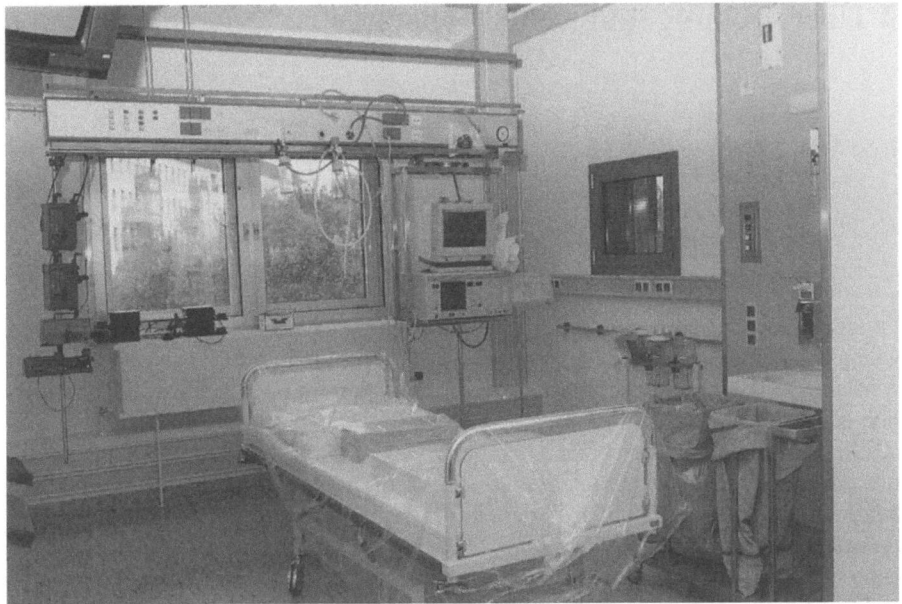

Abb. 15. Einzelzimmer zur Aufnahme des schwer Brandverletzten

Nach der beschriebenen Lagerung des Patienten, der in aller Regel nun sediert sein sollte, besteht die wesentliche Funktion des Pflegepersonals in der intensiven Überwachung und Dokumentation der Vitalparameter in Zusammenarbeit mit dem Arzt. Werden die angestrebten Grenzwerte verlassen, muß der Arzt informiert werden. Die Korrektur der Infusionsgeschwindigkeit ist für den weiteren Verlauf von großer Bedeutung. Im Rahmen der Erstversorgung übernimmt die Schwester/der Pfleger also im wesentlichen die Aufgabe der Assistenz, um die Sicherung der Vitalfunktionen, später die Kontrolle der Vitalfunktionen und die Erstversorgung der Oberfläche zu gewährleisten.

Im Laufe der folgenden Tage und Wochen kommen dem Pflegepersonal mehr eigenverantwortliche Tätigkeiten zu. Im Rahmen der Oberflächentherapie, die noch ausführlich beschrieben wird, verlagert sich die Durchführung der Behandlung auf das Pflegepersonal.

7 Überwachung und weitere Therapie

Ist der Brandverletzte nach der Erstversorgung in seiner Behandlungseinheit gelagert, so muß in den nächsten Tagen die Oberflächentherapie weitergeführt werden. Die hierzu eingesetzten Substanzen werden im nächsten Kapitel ausführlich beschrieben.

Sind lediglich umschriebene Körperareale verbrannt, handelt es sich also nicht um einen schwer Brandverletzten, so sind keine weiteren intensivmedizinischen Maßnahmen erforderlich. Der Patient kann nach einem entsprechenden Karenzintervall nach der Analgesierung oder Narkose zur Erstversorgung nach Belieben essen und trinken. Bei kleineren Verbrennungen ist keine weitere Infusionstherapie notwendig. Der Patient soll entsprechend seinem Durstgefühl trinken. Insbesondere sollen keine Antibiotika gegeben werden.

7.1 Monitoring bei Brandverletzten

Eine kontinuierliche Überwachung des schwer Brandverletzten ist wegen der sich entwickelnden Verbrennungskrankheit unerläßlich.

Klinische Überwachung
Grundsätzlich sind wie bei jedem Intensivpatienten folgende klinische Parameter zu kontrollieren:

Der Bewußtseinszustand des Patienten muß laufend überprüft und dokumentiert werden. Auch ein ausgedehnt Brandverletzter kann wach und ansprechbar sein. Eine Eintrübung kann durch eine Begleitverletzung verursacht werden. Viel eher deutet eine Veränderung der Bewußtseinslage jedoch auf eine beginnende Sepsis hin. Erst wenn diese ausgeschlossen ist, kann eine andere Ursache angenommen werden. So sollten auch Verwirrtheitszustände nicht vordergründig auf ein Entzugssyndrom zurückgeführt werden. Der Bewußtseinszustand wird durch Medikation mit Analgetika und Sedativa beeinflußt, und eine solche Therapie muß entsprechend berücksichtigt werden.

Zweimal täglich wird eine Auskultation der Lunge vorgenommen. Durch eine Immobilisierung und im Rahmen septischer Komplikationen kann es zu Infektionen der Lunge kommen. Diese müssen frühzeitig erkannt und behandelt werden. Besondere Maßnahmen bei Inhalationstramata werden im entsprechenden Kapitel behandelt.

7.1 Monitoring bei Brandverletzten   39

Der Verdauungsfunktion muß Beachtung geschenkt werden. Spätestens am 3 Tag nach dem Trauma soll der Verletzte abführen. Die Darmfunktion ist durch tägliche Auskultation des Abdomens zu kontrollieren. Bei fortbestehender Paralyse wird eine Intervention durch Einläufe oder die Peristaltik anregende Medikation notwendig. Die längere Zeit bestehende Darmatonie begünstigt die Translokation von Bakterien und kann ebenfalls Ausdruck einer sich entwickelnden Sepsis sein.

Wesentliche Aufschlüsse über die periphere Durchblutung lassen sich aus der Temperatur, der Hautfeuchtigkeit und dem Kapillarpuls gewinnen.

Das Ausmaß des Monitorings ist wie bei anderen Schwerverletzten vom Ausmaß der Verletzung selbst abhängig. Das im folgenden beschriebene maximale Monitoring des schwer Brandverletzten wird somit nicht immer in ganzer Breite notwendig sein.

Herzfrequenz, EKG
Bei Schwerverbrannten ist es oft nicht möglich, mit üblichen Klebeelektroden die Herzaktion abzuleiten. Aus diesem Grund werden, wenn nötig, Stichelektroden in III.gradig verbrannten Arealen plaziert. Tachykardien in der Frühphase nach schwerer Verbrennung können Ausdruck einer Hypovolämie und damit einer unzureichenden Infusionstherapie sein. Anhaltende Schmerzen bilden aber ebenfalls eine Ursache.

Blutdruck
Er wird stündlich gemessen. Bei verbrannten Extremitäten ist es nicht möglich, den Blutdruck mit der Manschette nach Riva-Rocci zu ermitteln. Aus diesem Grund wird dem Patienten in diesen Fällen eine arterielle Verweilkanüle gelegt. An diesen Katheter wird ein Druckspülsystem angeschlossen, um zu verhindern, daß die Kanüle thrombosiert. Die Lösung besteht aus 0,9%iger Kochsalzlösung, in die 500 I.E. Heparin gegeben werden. Der integrierte Druckdom ermöglicht die Darstellung des arteriellen Drucks auf einem Monitor.

Perkutane Sauerstoffmessung
Peripher kann die Sauerstoffsättigung nichtinvasiv mittels Pulsoximetrie erfaßt werden. Hierzu wird lediglich eine Sonde an einem Finger oder dem Ohrläppchen angeklemmt. Die Aussagekraft ist unerheblich geringer als die der arteriellen Analyse.

ZVD
Der zentrale Venendruck wird über einen mit der Spitze zentral plazierten großlumigen Venenkatheter in typischer Weise gemessen. Es ist zu berücksichtigen, daß der zentralvenöse Druck beim schwer Brandverletzten in der Akutphase nicht auf Normwerte gebracht werden darf. Dies würde auf eine Überwässerung hindeuten. Der Richtwert für den aktuellen ZVD beim Brandverletzten liegt um 98 Pa Wassersäule. Auch der ZVD wird stündlich ermittelt.

Swan-Ganz-Katheter
Mit Hilfe des Swan-Ganz-Katheters können Drucke im pulmonalen Kreislauf ermittelt werden. Außerdem kann das Herzzeitvolumen und die Sauerstoffaus-

schöpfung gemessen werden. Diese Werte eignen sich zur Steuerung der Infusionstherapie bei Risikopatienten. Hierzu zählen Patienten mit pulmonalen und kardialen Vorerkrankungen. Keineswegs jeder ausgedehnt Brandverletzte benötigt einen Pulmonaliskatheter. Wegen der zusätzlichen Risiken sollte die Indikation sehr streng gestellt werden.

Blasenkatheter
Während der gesamten Schockphase und ggf. darüber hinaus muß die Urinausscheidung stündlich gemessen werden. Das spezifische Gewicht wird einmal, u. U. mehrmals täglich bestimmt. Aus hygienischen Gründen ist bei längerer Kontrolle der Ausscheidung die suprapubische Blasenfistel dem transurethralen Blasenkatheter vorzuziehen. Wir empfehlen die suprapubische Blasendrainage bei allen Patienten, bei denen abzusehen ist, daß der Katheter länger als 2–3 Tage liegen soll. Der Urin wird in einem Stundenurimeter gesammelt, das aus Gründen der Keimverschleppung nicht dekonnektiert, also auch nicht regelmäßig gewechselt wird.

Intubation, evtl. Beatmung
Der schwer Brandverletzte, bzw. der Patient mit einem Inhalationstrauma sollte nasotracheal intubiert werden. Der Tubus wird keinesfalls an der Nase angenäht. Hierdurch können erhebliche Deformierungen entstehen. Bei der Fixierung des Tubus mit einer Mullbinde kann es bei Ausbildung eines Gesichtsödems zu Einschnürungen im Wangenbereich kommen. Darüber hinaus kann die Mullbinde postoperativ evtl. im Gesicht aufgelegte Transplantate gefährden. Wir bevorzugen die Fixierung des Tubus mit einem Faden an den Schneidezähnen (Abb. 16). Eine Tracheotomie sollte aufgrund höherer Infektionsgefährdung vermieden werden.

Durch den liegenden Tubus kann bei Bedarf das Trachealsekret abgesaugt werden. Hierbei sind absolut sterile Bedingungen einzuhalten. Ferner kann Trachealsekret zur bakteriologischen Untersuchung gewonnen werden. Dies sollte einmal wöchentlich geschehen, um den bakteriologischen Status des Brandverletzten zu ergänzen. Das Atemzugvolumen, die Atemfrequenz, das Atemminutenvolumen, der endexspiratorische Druck, der endinspiratorische Druck werden stündlich dokumentiert. Eine Röntgenuntersuchung der Lunge sollte bei beatme-

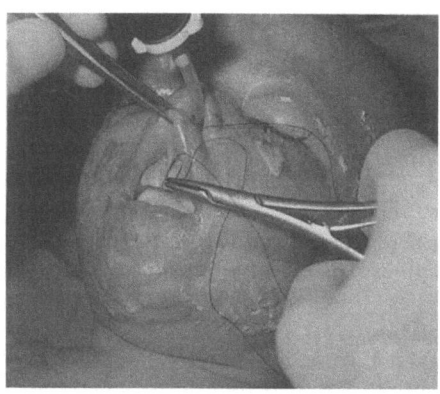

Abb. 16. Fixierung des Tubus an den Zähnen

ten Patienten täglich durchgeführt werden. Der intubierte Patient sollte in regelmäßigen Zeitabständen, etwa 2- bis 4stündlich, mit einem Broncholytikum inhalieren.

Eine Thoraxvibration kann bei Thoraxverbrennungen nur äußerst eingeschränkt durchgeführt werden. Zum einen bestehen erhebliche Probleme bei der offenen Therapie, zum anderen ist bei der geschlossenen Behandlung die Wirkung auf die Lungenfunktion wenig effektvoll.

Die bronchoskopische Kontrolle beim Inhalationstrauma wird im entsprechenden Kapitel beschrieben.

Magensonde
Natürlich erhält jeder intubierte Patient zur Ableitung des Magensaftes eine gut plazierte Magensonde. Diese wird ähnlich wie der Tubus fixiert. Die Menge des Reflux über die Magensonde gestattet Rückschlüsse auf die Funktion des oberen Gastrointestinaltraktes. Aus dem Magensaft kann der pH-Wert und die Keimbesiedlung bestimmt werden. Die Menge des Magensaftes geht in die Bilanz ein. Darüber hinaus wird über die Magensonde zum frühestmöglichen Zeitpunkt die enterale Ernährung eingeleitet.

Körpertemperatur
Sie wird mit Hilfe einer Temperatursonde, die gewöhnlich rektal plaziert ist, kontinuierlich ermittelt. Die Dokumentation erfolgt stündlich. Eine Erhöhung bis auf 38,5°C ist beim Brandverletzten aufgrund des gesteigerten Stoffwechsels nicht beunruhigend. Sie weist noch nicht auf eine Infektion hin. Einem Absinken der Körpertemperatur unter 37°C muß mit Erhöhung der Raumtemperatur entgegengewirkt werden.

Laborstatus
In der Frühphase schwerer Verbrennungen ähnelt der Laborstatus dem bei der Aufnahme. In wieweit Leber- und Enzymwerte weiter regelmäßig kontrolliert werden müssen, hängt von ihren Veränderungen unter der laufenden Therapie ab.

Generell empfehlen wir folgenden Laborstatus:

Alle 2 h:	Hb, Hkt;
Alle 4 h:	Natrium, Kalium, Kalzium, Harnstoff, Kreatinin, Chloride, Quick-Wert, PTT, TZ, Fibrinogen, arterielle Blutgase.
Alle 24 h:	großes Blutbild, AT III, Faktor XIII, Immunglobuline, Gesamteiweiß, Albumin, Cholinesterase, Urinstatus, Urinelektrolyte.
In mehrtägigen Abständen:	GOT, GPT, LDH, gamma-GT, AP, HDBH, Bilirubin, Magnesium, Eisen, Phosphor.

Während der ersten Stunden nach der Aufnahme steht die Überwachung im Vordergrund. Die Durchführung der angeordneten Therapie wird sichergestellt. Beides wird sorgfältig im Verlaufsbogen dokumentiert.

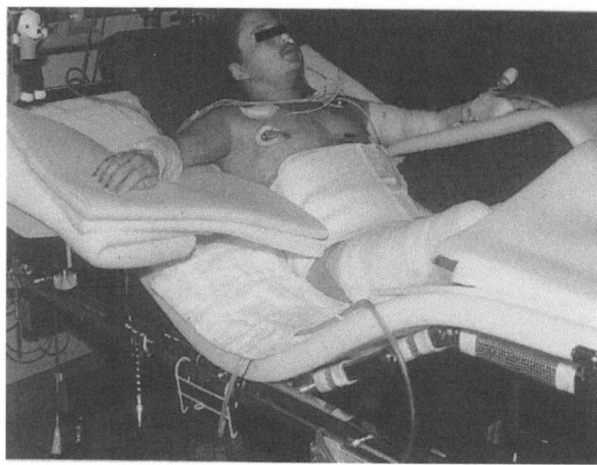

Abb. 17. Hochlagerung verbrannter Körperareale

7.2 Weitere Therapie

Die verbrannten Körperareale werden hochgelagert (Abb. 17). Finden sich keine Verbrennungen an den Beinen, so kann der Patient mobilisiert werden. Bei Verbrennungen an den Beinen werden diese, wie im Kapitel „Oberflächentherapie" beschrieben, behandelt und hochgelagert. Der Patient sollte dann eine Thromboseprophylaxe mit 3mal 5000 I.E. Heparin subkutan bzw. einem niedermolekularen Heparin erhalten. Niedermolekulare Heparine brauchen bei gleicher Wirksamkeit nur einmal täglich gespritzt zu werden. Sie sind jedoch erheblich teurer als unfraktioniertes Heparin. Heparin-Dihydergot soll beim Brandverletzten, zumal wenn er transplantiert ist, wegen der Vasokonstriktion nicht eingesetzt werden.

Bei ausgedehnteren Verbrennungen ist in den ersten Tagen die Infusionstherapie fortzuführen. Um eine Hypovolämie, bedingt durch das Ödem mit den entsprechenden Komplikationen zu vermeiden, sollten in den ersten 24 h 4 ml Ringer-Laktat/% verbrannte Körperoberfläche/kg Körpergewicht infundiert werden. Es muß betont werden, daß dieses Infusionsschema nur als grobe Richtlinie angesehen werden kann. In Abhängigkeit von der individuellen Reaktion und von der Tiefe der Verbrennung benötigen manche Patienten erheblich mehr Flüssigkeit. Die Kenntnis des angegebenen Schemas besagt keineswegs, daß die errechnete Infusionsmenge das untere oder obere Limit darstellt. Die korrekte Infusionstherapie wird kontrolliert durch

1. die stündlichen Urinausscheidung
2. den Hämatokrit.

Die Urinausscheidung soll beim Erwachsenen 50 ml/h, beim Kind 1–2 ml/h/kg KG betragen. Der Hämatokritwert hat ebenfalls eine wesentliche Aussagekraft beim Brandverletzten. Er sollte zwischen 45 und 50, maximal 60 Vol-% liegen. Hämatokritwerte unter 45% weisen auf eine Überwässerung hin.

Nach diesen Parametern wird in den ersten Stunden nun die Zufuhr von Ringer-Laktat gesteuert. Nach etwa 24 h, wenn das Kapillarleck geschlossen ist und der Verlust von Eiweiß in den Extravasalraum nicht mehr zu befürchten ist, wird ein Teil der zu infundierenden Flüssigkeit in Form von Eiweißlösungen gegeben. Wir reduzieren dann die Menge Ringer-Laktat auf 2–3 ml/kg KG/% verbrannter Körperoberfläche.

Zusätzlich geben wir 0,35–0,5 ml Eiweißlösung/kg KG in 24 h.

Man sollte die Zufuhr von Eiweiß nicht vom Laborwert des Gesamteiweißes oder des Albumins abhängig machen. Hin und wieder finden sich nach 24 h noch tolerable Werte. Hält man sich mit der Eiweißzufuhr dann zurück, so sinken diese Werte mit Sicherheit weiter, und man läuft dem pathophysiologischen Geschehen hinterher. Man muß dann, um eine ausreichende Nierenfunktion aufrechtzuerhalten, mehr und mehr Ringer-Laktat geben und wird den Patienten überwässern.

Es stellt sich die Frage der Art der Eiweißlösung. Grundsätzlich kommen Humanalbumin oder „fresh frozen plasma" (FFP) in Frage. Wir empfehlen FFP. Der Vorteil liegt einerseits darin, daß es außer Albumin auch andere Eiweißfraktionen einschließlich der benötigten Gerinnungsfaktoren enthält. Es kann gut bevorratet werden und ist deutlich preiswerter als Albuminlösungen. Als Nachteil wird angeführt, daß es im Gegensatz zu Albuminlösungen nicht sicher virusfrei sei.

Wir haben dieses Problem so gelöst, daß wir von unserer Blutbank einige Plasmaspender exklusiv zur Verfügung gestellt bekommen. Wir bevorraten dann FFP der jeweiligen Blutgruppe von einem einzigen Spender. Der Spender bleibt in mehrwöchigen Abständen unter entsprechender Kontrolle der Blutbank, und das über einen langen Zeitraum, so daß wir mit größter Wahrscheinlichkeit sagen können, daß das vor einigen Monaten gespendete Plasma bei einem noch gesunden kontrollierten Spender virusfrei war. So läßt sich mit einiger Sicherheit sogar eine Non-A-non-B-Hepatitis zum Zeitpunkt der Plasmagewinnung ausschließen. Wir benutzen dann zum Einsatz bei einem Patienten ausschließlich FFP eines einzelnen Spenders. Wir sind somit nicht gezwungen, von vielen zufälligen Plasmaspendern FFP zu transfundieren, zu poolen, und minimieren so erneut das Risiko der Infektion.

Nach 48 h ist mit dem Beginn der Rückresorption des Ödems zu rechnen. Es kann nun noch einmal eine kritische Phase insbesondere für ältere, kreislauflabile Patienten entstehen. Die Phase der Bildung des Verbrennungsödems, des Verlustes an Serum in den extravasalen Raum, kann man sehr gut durch unterschiedlich rasche Zuführung an Infusionen steuern. Erfolgt nun aber die Rückresorption, so ist diese im wesentlichen dem Einfluß des behandelnden Arztes entzogen. Durch eine zeitgerechte Reduzierung der Flüssigkeitszufuhr kann dieses Problem abgefangen werden. Nach 48 h ist die reine Flüssigkeitszufuhr beendet. Es beginnt nun die Zufuhr von Aminosäuren und Kohlehydraten. Die Kaloriensubstitution, gleichgültig ob parenteral oder enteral, stellt ein so wesentliches Problem dar, daß es zusammenfassend in einem eigenen Kapitel „Ernährung" dargestellt werden soll.

Routinemäßig wird eine Ulkusprophylaxe durchgeführt. Wir geben zu diesem Zweck 6mal 5 ml Sucralfat. Die früher eingesetzten H_2-Blocker sind verlassen worden. Besonders bei beatmeten Patienten hat sich gezeigt, daß beim Einsatz von H_2-Blockern zur Ulkusprophylaxe durch die Veränderung des pH-Wertes im

Magen der Magensaft mit Keimen besiedelt wird, die dann sekundär zur Mikroaspiration und Ausbildung von Infektionen der Lunge führen können. Die neuesten Empfehlungen des Bundesgesundheitsamts weisen ebenfalls in diese Richtung.

Da eine erfolgreiche Thromboseprophylaxe mit Heparin bei niedrigem AT III nicht greifen kann, sollte AT III bei Werten unter 60% substituiert werden. Aussagefähige klinische Studien zur AT III-Substitution bei Brandverletzten liegen nicht vor. Sie sind wegen der statistischen Problematik in nächster Zeit auch nicht zu erwarten. Die Substitutionstherapie wird aufgrund theoretischer Überlegungen vorgenommen.

Eine Antibiotikatherapie führt man erst bei manifestem Auftreten einer systemischen Infektion nach Vorliegen der Erreger- und Resistenzbestimmung mit einem geeigneten Antibiotikum bzw. einer Antibiotikakombination durch. Es können hier keine spezifischen Therapieempfehlungen gegeben werden, da jede Abteilung und jeder Patient ein individuelles Erregerspektrum aufweist. Es soll daher noch einmal betont werden, daß nur bei Auftreten von systemischen Infektionen und dann gezielt und ausreichend behandelt wird.

Das bakteriologische Monitoring wird im Kapitel „Hygieneaspekte" noch näher beschrieben.

Im Zusammenhang mit der möglichen Antibiotikatherapie stellt sich die Frage der Substitution der Immunglobuline. Nach dem Trauma fallen die Immunglobulinspiegel bei Brandverletzten in den ersten 2 Tagen in Abhängigkeit von der Ausdehnung der Verbrennung z.T. bis auf Minimalwerte ab. Auch ohne Substitution steigen dann nach Schluß des Kapillarlecks die Werte wieder an und erreichen nach 8–10 Tagen die untere Normgrenze. In wieweit eine Substitutionstherapie zu diesem Zeitpunkt gerechtfertigt ist, läßt sich heute noch nicht sicher sagen. Relevante klinische Studien zur Beantwortung der Frage sind in der Durchführung.

Sollten Infektionen mit Pseudomonas aeruginosa auftreten, so erscheint der Einsatz eines speziellen Pseudomonas-Hyperimmunglobulins, das kommerziell verfügbar ist, sinnvoll.

Beim intubierten und beatmeten Patienten, aber auch im Rahmen von Verbandwechseln und zur Durchführung der Krankengymnastik stellt sich täglich mehrfach das Problem der Analgesierung und Sedierung. Dieses kann nur individuell gelöst werden. Der Brandverletzte hat zweifellos Schmerzen. Der Bedarf an Analgetika hängt jedoch auch von der Verarbeitung des Unfallerlebnisses, von der Angst vor Schmerzen im Rahmen der Behandlung, von der Zuwendung der Schwester und weiteren Faktoren ab.

Im Rahmen von Verbandwechseln können nach Gabe von Diazepam 1–2 mg Ketamin/kg KG gegeben werden. Hierzu ist der Patient nicht unbedingt zu intubieren. Gerade zur Analgesierung von Kindern eignet sich diese Medikation.

Es sollen hier jedoch keine starren Analgesieschemata vorgegeben werden. Es ist nur grundsätzlich zu berücksichtigen, daß durch die Kombination von Analgetika, Sedativa und Anxiolytika der Bedarf insgesamt wohl gesenkt werden kann. Das Problem der Angst und der Schmerzen des Brandverletzten kann aber sicher nicht rein medikamentös gelöst werden. Hier kommt dem Pflegepersonal eine ganz wesentliche Aufgabe zu. Durch Hinwendung zum Patienten, durch

Erklärung aller vorzunehmenden Maßnahmen, bevor diese durchgeführt werden, und durch intensiven Kontakt mit dem Patienten kann der Medikamentenbedarf erheblich reduziert werden. Darüber hinaus gilt aber, daß eine prinzipielle Einsparung an Schmerzmitteln beim Brandverletzten nicht sinnvoll erscheint. Man sollte mit Analgetika eher den Wünschen des Patienten entgegenkommen. Es muß aber berücksichtigt werden, daß bei langen Therapiezeiträumen schließlich erhebliche Dosierungen zu erwarten sind.

Kinder erhalten bei entsprechender Ausdehnung der Verbrennung prä- und einige Tage postoperativ eine Analgosedierung nach Schema. Wir geben Fortral und Neurocil jeweils im Vierstundenabstand und um 2 h versetzt. In der Regel sind die kleinen Patienten unter dieser Medikation zwar ansprechbar und atemsuffizient, aber schmerz- und angstfrei, wenn keine weiteren Manipulationen vorgenommen werden. Zu den Verbandwechseln geben wir Diazepam in Kombination mit Ketamin.

Es soll noch hervorgehoben werden, daß im Rahmen der medikamentösen Therapie natürlich Vorerkrankungen zu berücksichtigen sind. Medikamente, die diese Patienten schon vor dem Unfall genommen haben, müssen natürlich weiter gegeben werden. Insbesondere die Einstellung eines Diabetes mellitus bei der Behandlung Brandverletzter erfordert große Sorgfalt.

7.3 Verbandwechsel

Die eigentliche Körperpflege ist von der Wundversorgung beim Brandverletzten nicht zu trennen. Vom 1. Behandlungstag an werden täglich 1-2mal Verbandwechsel durchgeführt. Auf diese Maßnahme kann nicht verzichtet werden. Mit jeder Reinigung der Wunden mit milden, desinfizierenden Lösungen wird die Zahl der Erreger auf den Wunden reduziert und somit die Infektionsgefahr gemindert. Bei jedem Verbandwechsel werden unabhängig vom Ausmaß der Verbrennung und der Lokalisation grundsätzlich die Regeln der Asepsis befolgt, d. h., daß die Schwester/der Pfleger unter Op.-Bedingungen mit sterilem Kittel, sterilen Handschuhen, Haube und Mundschutz bekleidet ist. Eine weitere Pflegekraft wird benötigt, um die Funktion eines Springers auszuüben und Zureichungen unsteril durchzuführen (Abb. 18).

Parallel zum Verbandwechsel hat natürlich die Fortführung der Intensivtherapie, die Überwachung der Vitalparameter sowie die Dokumentation sämtlicher Maßnahmen zu erfolgen. Hierzu wird dann eine 3. Pflegekraft benötigt.

Es werden zunächst sämtliche vorhandenen Verbände entfernt. Die verbrannten Hautareale werden dann von den tags zuvor aufgebrachten Salben oder Cremes gereinigt. Wir benutzen hierzu eine sterile Ringer-Spüllösung. Nach dieser Vorreinigung der Wunde müssen sämtliche Salbenreste entfernt sein. Nun können Abstriche von den verbrannten Hautarealen entommen werden. Auf die Reihenfolge dieser Maßnahmen ist zu achten. Die Vorstellung, daß die Abstriche vor dem Abwaschen der Wunde zu erfolgen haben, ist falsch. Hierdurch würde die zuvor aufgebrachte antibakteriell wirksame Creme mit in den Abstrich gelangen und das

46   7 Überwachung und weitere Therapie

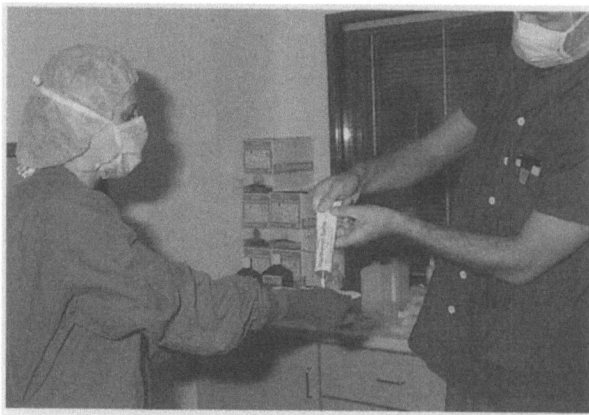

Abb. 18. Schwester und „Springer" bei der Vorbereitung des Verbandwechsels

Ergebnis verfälschen. Sind die Abstriche, die wir 2 mal in der Woche routinemäßig durchführen, entnommen und entsprechend beschriftet, erfolgt eine weitere Wundreinigung mit desinfizierender Flüssigseife.

Die verbrannten Hautareale werden nun beurteilt. Die Tiefeneinteilung wird kontrolliert. Die Beschaffenheit des Wundschorfs kann Hinweise für Infektionen bieten. Feuchte, mazerierte, lytische Nekrosen sind dringend operationsbedürftig. Gerötete Ränder um die Nekrosen zeigen ebenfalls eine Infektion an. In diesen Fällen kann eine sog. quantitative Keimbestimmung weitere Informationen liefern. Zu diesem Zweck wird nach Unterspritzung mit einem Lokalanästhetikum eine Gewebeprobe aus dem Schorf und dem darunter befindlichen Subkutangewebe gewonnen (Abb. 19). Es läßt sich nun die Keimzahl pro Gramm Gewebe ermitteln. Werte von mehr als 10^5 Keimen sind kritisch. Noch aussagekräftiger ist die histologische Beurteilung der Biopsie. Der Nachweis von Erregern im eigentlich gesunden Subkutangewebe beweist die invasive Infektion. Dieser Nachweis gelingt innerhalb 1 h.

Neben den Wundflächen werden die Kathetereintrittsstellen genauestens auf ihre Beschaffenheit untersucht. Hier zeigen Rötungen ebenfalls die Infektion. Diese Katheter müssen entfernt werden. Sie werden an anderer Stelle durch neue

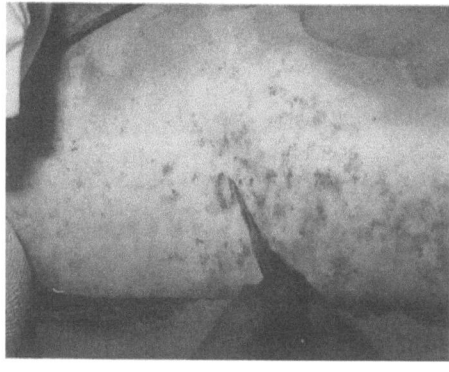

Abb. 19. Biopsie zur quantitativen Keimbestimmung

ersetzt. Auch wenn an den Einstichstellen keine Infektionszeichen sichtbar sind, müssen Katheter regelmäßig gewechselt werden. Wenigstens wöchtliche Wechsel werden beim ausgedehnt Brandverletzten empfohlen. Stehen genügend Zugänge durch unverbrannte Haut zur Verfügung, ist der Katheterwechsel alle 3 Tage anzustreben.

Nachdem die Reinigungen abgeschlossen sind, werden die verbrannten Areale mit feuchten Mullkompressen vor Austrocknung geschützt. Vor der Anlage des neuen Verbandes werden nun spezielle pflegerische Maßnahmen vorgenommen.

Augenpflege
Schon bei der Aufnahme wurde bereits eine geeignete Augensalbe in die Lidsäcke eingebracht. Wenn das Lidödem nicht so gravierend ist und die Augenlider geöffnet werden können, werden die Lidsäcke behutsam mit einem mit Ringer-Lösung getränkten Watteträger gereinigt. Hiernach wird dann wieder die Augensalbe eingebracht.

Bei schweren Gesichtsverbrennungen kann es vorkommen, daß aufgrund von Augenlidnekrosen oder Ausbildung kontrakter Narbenzüge die Augen nicht geschlossen werden können. In diesem Fall ist ein noch sorgfältigerer Schutz des Auges vor Austrocknung erforderlich. Beim gut sedierten Patienten können zusätzlich zur Augensalbe feuchte Mullkompressen aufgelegt werden. Es ist selbstverständlich, daß diese pflegerischen Maßnahmen wie alle anderen dem Patienten mitgeteilt werden. Auch wenn der Patient selbst nicht sprechen kann, etwa weil er intubiert ist, so ist er doch oft in der Lage, das an ihn gerichtete Wort zu verstehen. Da wir nicht wissen, wie tief er sediert ist, sollten wir davon ausgehen, daß er sämtliche an ihm vorgenommenen pflegerischen und therapeutischen Maßnahmen als unangenehm empfindet. Wir sollten ihn darauf vorbereiten.

Eine thermische Verletzung des Augapfels selbst findet sich aufgrund des raschen reflektorischen Lidschlusses im Rahmen des Traumas eher selten. Eher sind Verletzungen des Augapfels bei Verätzungen mit Säuren oder Laugen möglich. Hier sind Spülungen der Augen mit steriler Ringer-Lösung erforderlich. Unter anderen Voraussetzungen haben die Spülungen des Auges keine Vorteile. Sie belasten den Patienten lediglich.

Nasen- und Ohrenpflege
Verbrennungsverletzungen von Nasen und Ohren sind im Rahmen von thermischen Schädigungen im Kopfbereich recht häufig. Aufgrund der exponierten Stellung sind diese Areale den thermischen Einflüssen besonders ausgesetzt. Somit finden sich über Nasenflügeln und Ohren recht häufig Hautnekrosen. Wie die gesamte Gesichtshaut ist auch die Haut über Nase und Ohren aufgrund der guten Durchblutung weitgehend regenerationsfähig. Trotzdem ist diesen Hautpartien größte Beachtung zu schenken. Die Knorpelgerüste werden durch die bedeckende Haut ernährt und geschützt. Geht dieser Schutz durch eine thermische Verletzung zugrunde, so besteht die Gefahr, daß Knorpelareale frei zu liegen kommen. Es droht dann die Austrocknung und Nekrose auch des Knorpels. Dies kann zu schweren Entstellungen führen.

Diese Hautpartien werden also im Rahmen der Gesichtspflege behutsam mit einem feuchten Mulltupfer gereinigt. Die Ohrmuschel kann mit feuchten Watteträgern ausgeputzt werden. Nach der Reinigung wird mit einem sterilen Watteträger eine geeignete Nasensalbe in die Nasenlöcher eingebracht. Die Ohren werden wie die äußere Nase mit der entsprechenden antibakteriellen Creme bestrichen. Um bei den relativ hohen Körper- bzw. Raumtemperaturen zu verhindern, daß Creme in den äußeren Gehörgang läuft, empfiehlt es sich, in diesen Gehörgang einen kleinen Tupfer einzulegen. Die Haut über Ohren und Nase muß ständig von Creme bedeckt sein. Bei offener Behandlung kann die Creme wegschmelzen oder durch Kopfbewegungen abgerieben werden. Sie muß dann konsequent nachgecremt werden, um Sekundärnekrosen zu verhindern.

Mundpflege
Aufgrund der thermischen Verletzung kann es im Rahmen der Mundpflege unmöglich sein, das übliche Auswaschen der Wangentaschen, des Rachenraums oder sogar das Putzen der Zähne vorzunehmen. Ist durch erhebliche Ödeme eine entsprechende Mundpflege nicht möglich, so kann zunächst ein Mulltupfer in die Mundhöhle eingebracht werden, um den Speichel abzuleiten. Der Tupfer wird je nach Erfordernis gewechselt. Ist die Ödemphase abgeklungen, so kann in üblicher Weise eine Mundpflege durchgeführt werden. Im Rahmen des bakteriologischen Monitorings ist an die Rachenabstriche zu denken, da die patienteneigene bakterielle Flora später zu septischen Komplikationen führen kann.

Da die gesamte Gesichtshaut äußerst gut durchblutet ist, kann es bei grobem Abwaschen und oberflächlicheren Verbrennungen zu größeren Blutungen kommen. Diese lassen sich durch eine behutsame Arbeitsweise vermeiden. Nur so kann eine Traumatisierung gerade des exponierten Gesichtes verhindert werden. Jede unnötig gesetzte Epithelläsion verheilt unter Ausbildung einer Narbe.

Wir hatten darauf hingewiesen, daß nach der Entfernung der Salbenreste die verbrannten Hautareale mit feuchten Mullkompressen abgedeckt wurden. Nachdem die oben beschriebenen pflegerischen Maßnahmen durchgeführt worden sind, wird der Patient nun in ein frisch desinfiziertes und steril bezogenes Bett umgelagert. Die Unterlage bildet wiederum steriler Schaumstoff.

Bewährt hat sich ein Spezialbett für Brandverletzte (Abb. 20). Die Besonderheit dieses Bettes besteht darin, daß die Liegefläche aus einem Cerannetz besteht.

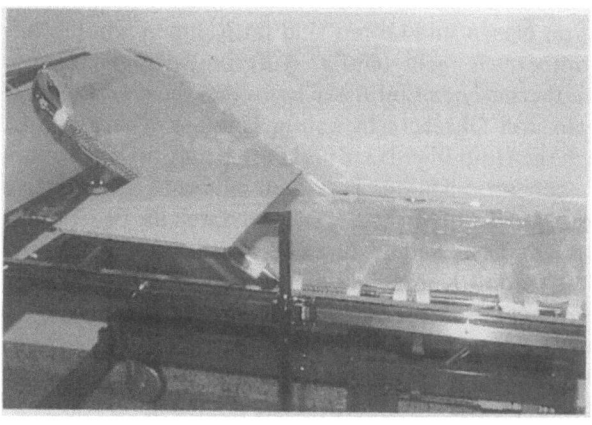

Abb. 20. Spezialbett für Brandverletzte (Fa. Arnold, Krefeld)

Hierdurch kann der Schaumstoff auf ein notwendiges Minimum reduziert werden. Dies erhöht die Luftzufuhr an den aufliegenden Körperarealen. Durch die Netzstruktur und durch die Verwendung eines Schaumstoffes von 25 kg/m^3 ist eine Druckentlastung gegeben. Diese dient der Druckgeschwürprophylaxe. Wundsekret kann abfließen und sammelt sich nicht im Bett.

Dieses so vorbereitete Bett ist auf einer Bettenwaage plaziert. Da wir aus therapeutischen Gründen täglich auf die Bestimmung des aktuellen Körpergewichts angewiesen sind, erfolgt diese Bestimmung nach Umlagerung des Patienten auf 100 g genau ohne Verbände. Es muß sichergestellt sein, daß die Bestimmung des Körpergewichts täglich unter den gleichen Bedingungen erfolgt. Sie sollte daher standardisiert sein.

Wenn der Patient nun in seinem neuen Bett liegt, und alle Zugänge zur Fortführung der Intensivtherapie gesichert sind, werden die neuen Verbände angelegt. Wir unterscheiden prinzipiell in der Oberflächentherapie Brandverletzter die sog. offene und die geschlossene Behandlung.

Bei der *offenen Behandlung* wird der Patient ausschließlich auf sterilem Schaumstoff gelagert. Die notwendigen Lagerungskeile für verbrannte Extremitäten werden mit sterilen Tüchern bezogen und darüber hinaus mit sterilem Schaumstoff abgedeckt. Der Schaumstoff übt aufgrund seiner Oberflächenstruktur tangentiale Scherkräfte auf die verbrannten Areale aus. Diese Eigenschaft machen wir uns v. a. bei Verbrennungen am Rücken zunutze. Die Rückenhaut ist recht dick und wiederstandsfähig, und es kommt somit hier häufig zu oberflächlichen thermischen Schädigungen, II.gradigen Verbrennungen. Durch die tangentialen Scherkräfte kommte es zu einer Abschilferung des nekrotischen Gewebes bei gleichzeitiger Massierung der aufliegenden Haut. Hierdurch wird die Durchblutung gefördert und der Abheilungsprozeß, sofern er aufgrund der Tiefenausdehnung der Verbrennung möglich ist, beschleunigt.

Um dem Patienten unnötige Schmerzen zu ersparen, tragen wir die Creme auf den Schaumstoff in ausreichender Menge auf. Alle anderen verbrannten Areale werden mit der entsprechenden Salbe oder Creme nun etwa 0,5–1 cm dick behutsam abgedeckt. Es wird notwendig sein, die Creme mitunter mehrmals nachzutragen, da sie aufgrund der Körperwärme schmilzt und die verbrannten Hautareale frei liegen. Diese Austrocknung kann zur Sekundärnekrose führen. Die Tiefe der Schädigung nimmt zu.

Unter der *geschlossenen Wundbehandlung* verstehen wir das Abdecken der verbrannten Hautareale nach Aufbringen der entsprechenden Lokaltherapeutika mit einem Verband. Das Anlegen eines Mullverbands ist wesentlich zeitaufwendiger als die Durchführung der offenen Therapie. Darüber hinaus müssen die Verbände natürlich ebenfalls unter aseptischen Gesichtspunkten angelegt und nach funktionellen Richtlinien appliziert werden. Natürlich dürfen die Verbände nicht einschnüren. Hände und Füße sollten separat verbunden werden.

Da I.gradige und II.gradige Verbrennungen sehr schmerzhaft sind, nehmen wir vor der Anlage eines Mullverbands eine fetthaltige Gittergaze zur Abdeckung der Wunden. Diese Gittergaze soll ein Verkleben des Verbandes mit der Wunde weitgehend verhindern. Verklebungen sind nicht nur beim Verbandwechsel, sondern auch bei den durchzuführenden Bewegungsübungen ausgesprochen schmerzhaft und können diese beeinträchtigen.

Da eine Abgrenzung von II.gradigen und III.gradigen Verbrennungen in der Frühphase nicht immer deutlich zu treffen ist, sollte die fetthaltige Gittergaze großzügig aufgelegt werden. Bei sehr schmerzempfindlichen Patienten kann der Verband so vorbereitet werden, daß die Gittergaze auf 30 × 40 cm große Mullkompressen aufgelegt wird. Hiernach kann dann die Creme auf die Mullkompresse aufgetragen werden. Die so hergerichtete Mullkompresse wird dann zum Verband benutzt.

An den Händen werden in der Regel Fingerstülperverbände angelegt. Wir schneiden hierzu aus den Gittergazen Streifen. Diese werden locker um die Finger gewickelt. Mullstreifen werden dann ausreichend mit der aufzubringenden Creme bestrichen und über die Finger und die Hand gewickelt.

Eine andere Möglichkeit des Handverbands besteht darin, einen Zwirnhandschuh mit Silbersulfadiazin zu füllen. Dieser Handschuh wird dann dem Patienten übergezogen. Er muß am Handgelenk durch einen Verband geschlossen werden. Mit diesem Handschuh kann der Patient relativ angenehm Bewegungsübungen durchführen. Es kommt bei ausreichend großem Handschuh nicht zur Beeinträchtigung der Durchblutung. Als Nachteil sehen wir häufiger eine Mazeration unverbrannter Haut in den Zwischenfingerfalten.

Sollte der Patient sich weigern, mit diesen Handschuhen, aus denen die Creme herausquellen kann, zu hantieren, z. B. zu essen, so kann für diese Tätigkeiten ein undurchlässiger Einmalhandschuh kurzfristig übergezogen werden.

Bei Patienten, die sediert bzw. sediert und beatmet sind, müssen Lagerungsschienen angepaßt werden, um Kontrakturen zu verhindern. Der wache und orientierte Patient muß angehalten werden, seine Finger-, Hand- und Fußgelenke zu bewegen.

Der Vorteil der geschlossenen Behandlung gegenüber der offenen Wundbehandlung liegt in der Tatsache, daß der Patient nicht nur aufgrund der Oberflächentherapie immobilisiert ist. Er kann sein Bett verlassen. Der Mobilisation des Brandverletzten kommt große Bedeutung zu. Nur so können, wie dies auch für andere Patienten zutrifft, Immobilisierungsschäden im Sinne von Kreislaufinsuffizienzen, Bewegungseinschränkungen der Gelenke und Muskelatrophien verhindert werden. Aufgrund der zu erwartenden langen Behandlungsdauer sind Bewegungsübungen passiv und aktiv von äußerster Wichtigkeit. Im Detail wird auf diese Maßnahmen in einem gesonderten Kapitel hingewiesen.

Der Patient wird ferner mit einem Giebelrohr oder einem pneumatisch gesteuerten Inhaliergerät versorgt und angehalten, regelmäßig Atemübungen durchzuführen. Bewegungsübungen sowie die Atemtherapie müssen wie alle anderen Maßnahmen in Quantität und Qualität in Verlaufsbögen dokumentiert werden.

8 Oberflächentherapie

Einen breiten Raum in der Behandlung des Brandverletzten nimmt die Lokaltherapie der verbrannten Hautareale ein. Da die Schwester/der Pfleger gerade in diesem Therapiekonzept eine Reihe von Aufgaben zu übernehmen hat, soll auf die Möglichkeiten der Oberflächentherapie in diesem Kapitel näher eingegangen werden. Es werden zunächst einige historische Entwicklungen dargestellt. Anschließend erfolgt die Beschreibung der heute gängigen Oberflächentherapeutika, deren Vor- und Nachteile. Letztlich soll das Konzept einer differenzierten Oberflächentherapie dargestellt werden.

Sinn der Oberflächentherapeutika ist die Verhinderung einer Infektion der Wundfläche. Eine Besiedlung mit Keimen, eine Kontamination, ist praktisch immer gegeben. Übersteigt die Keimbesiedlung aber ein bestimmtes Maß, so können diese Keime durch den Schorf in das an sich gesunde Subkutangewebe penetrieren und dann zu einer systemischen Infektion des Brandverletzten führen. Oberstes Prinzip bleibt, daß der Einsatz von antimikrobiellen Cremes und Lösungen ein hygienisch einwandfreies Arbeiten am Patienten nicht ersetzen kann.

Die beschriebenen Oberflächentherapeutika dienen der Therapie der oberflächlich verbrannten Hautareale bis zur Abheilung bzw. der tief verbrannten und somit operationsbedürftigen Areale bis zur Möglichkeit der Exzision und Hauttransplantation.

Die Wahl des Oberflächentherapeutikums richtet sich nach der Tiefe, der Ausdehnung und der Lokalisation der Verbrennung.

Sonnenburg schrieb 1880:

Es gibt wohl wenige Capitel in der Chirurgie, die eine so große Anzahl therapeutischer Mittel aufzuweisen hätte, wie das Capitel der Verbrennungen. So lange schon Chirurgie getrieben wird, finden wir eine Reihe von Heilmittel gegen Brandwunden angegeben und in jedem Jahrhundert sind neue Mittel angepriesen worden.

Seit altersher können 2 Prinzipien der Oberflächenbehandlung der Brandwunde unterschieden werden:

1) Gerbung,
2) Salbenbehandlung.

Die angegebene Behandlung des Schorfes mit Teextrakten im alten China beschreibt schon die Gerbung. Im frühen Ägypten wurden unterschiedliche Salben vorgeschlagen. Im Jahre 1925 hat Davidson die Tanningerbung beschrieben. Die Gerbungsbehandlung beruht auf einer medikamentösen Denaturierung der Eiweißstrukturen. Diese Behandlung ähnelt der Herstellung von Leder. Die Grob'sche Gerbung verwendete Tannin, Mercurochrom und Silbernitrat. Sie verursachte einen harten Schorf, der die Infektion der Oberfläche verhindern sollte. Diese Art der Gerbung machte eine krankengymnastische Betreuung nahezu unmöglich. Das größte Problem stellten jedoch Risse im Schorf über den Gelenken dar, die unvermeidbar waren. Durch diese Eintrittsstellen konnten sich unter dem Schorf ausgedehnte eitrige Infektionen bilden, die lange unerkannt blieben und eine lebensbedrohliche Komplikation darstellten. Diese Form der Gerbungsbehandlung wird heute nicht mehr durchgeführt.

Im Jahre 1966 beschrieben Moncrief et al. den Einsatz von Maphenidacetat (sulfamylon) zur Lokaltherapie der Brandwunde. Es handelte sich um einen Sulfonamidabkömling. Die Substanz war insbesondere in Amerika lange Zeit im Gebrauch. Maphenidacetat zeichnete sich durch eine recht hohe Wirksamkeit, insbesondere gegen Pseudomonaden aus, die den Problemkeim Nummer 1 in den 60er Jahren darstellten. Maphenidacetat konnte den Verbrennungsschorf gut durchdringen. Die Substanz erfuhr keine lokale Inaktivierung.

Erhebliche Nachteile waren jedoch Schmerzen bei der Applikation und eine Sensibilisierung gegen die Substanz in etwa 10% der Fälle. Gravierend waren aber v. a. die systemischen Wirkungen. Da Mafenid die Carboanhydrase hemmt, kam es häufig zur Ausbildung einer Azidose. Zur Kompensation reagiert der Patient mit einer Hyperventilation. Besonders bei eingeschränkter Lungenfunktion konnte die Substanz nur mit äußerster Vorsicht eingesetzt werden. Sie wird heute nur noch in Ausnahmefällen benutzt.

Mitte der 60er Jahre wurde dann von Moyer et al. die Anwendung von 0,5%igem Silbernitrat empfohlen. Die Substanz wird unten näher besprochen.

Im Jahre 1968 berichtete Fox über Erfahrungen beim Einsatz von Silbersulfadiazin. Diese Substanz hat breiteste Verwendung gefunden und wird bis heute benutzt. Sie wird näher beschrieben.

Im Jahre 1972 beschrieben Copeland u. Georgiade die Therapie der Brandwunden mit Povidonjod. Durch diese Substanz erreicht man eine Gerbung. Da sie auch in Europa weiteste Verbreitung fand, wird sie besonders besprochen.

Zum Schluß soll eine Weiterentwicklung des Silbersulfadiazins, die Kombination mit Ceriumnitrat, angesprochen werden. Monafo berichtete 1976 über erste Erfahrungen mit dieser 2,2%igen Creme bei Brandverletzten. Das Cerium soll, verglichen mit Silbersulfadiazin allein, eine 6- bis 8mal stärkere Wirkung besitzen. Die Anwendung ist schmerzfrei. Toxische Reaktionen wurden bisher nicht beobachtet. Ceriumnitratsilbersulfadiazin ist in der Bundesrepublik z. Z. vom Bundesgesundheitsamt noch nicht zugelassen. Die Substanz nimmt eine Mittelstellung zwischen Silbersufadiazin und Povidonjod ein. Sie hat einen mild gerbenden Effekt. Die Beurteilung des Schorfes nach einigen Tagen der Anwendung erfordert einige Erfahrung. Der Schorf bleibt trocken, elastisch-lederartig und läßt sich operativ gut entfernen.

Es sollen nun die 3 gängigsten Substanzen, Silbersulfadiazin, Povidonjod und Silbernitratlösung näher beschrieben werden.

Silbersulfadiazin

Die Kombination aus Silber und einem Sulfonamid ist als 1% Creme im Handel (Farbbild 7; S. 57). Die Anwendung erfolgt 1- oder 2mal täglich. Die Behandlung kann offen oder mit einem Verband durchgeführt werden.

Silbersulfadiazin zeigt Wirksamkeit gegen ein breites Erregerspektrum. Es weist keine systemischen Wirkungen auf. Vorteilhaft ist die schmerzfreie Anwendung und eine geringe lokale Inaktivierung. Von Nachteil ist die Tatsache, daß Silbersufadiazin nur in geringem Maß den Verbrennungsschorf penetrieren kann. Es eignet sich nur zur Prophylaxe von Infektionen der Brandwunde. Sehr selten treten Exantheme auf. Eine gewisse Farbverschiebung des Schorfes macht die Beurteilung der Brandwunde nicht ganz unproblematisch.

Povidonjod

Die Substanz ist eigentlich ein Desinfektionsmittel. Sie kommt als 1%ige Salbe zur Anwendung (Farbbild 8; S. 57). Povidonjod zeigt ein sehr breites Wirkspektrum und kann den Verbrennungsschorf penetrieren. Es kommt jedoch zu einer raschen Inaktivierung durch Protein, das sich in jeder Wunde findet. Bei der Applikation klagen die Patienten oft über ein schmerzhaftes Brennen. Die Anwendung soll mehrmals täglich erfolgen. Die Nekrosen sind aufgrund der Gerbung nach 1–2 Tagen schlecht beurteilbar. Die Indikation zur Frühexzision wird durch Povidonjod erschwert. Die Substanz zeigt, insbesondere bei Niereninsuffizienz, systemisch-toxische Wirkung. Die Jodresorption soll erst Monate nach der Anwendung klinisch manifest werden.

Silbernitratlösung 0,5%ig

Die höherprozentige Anwendung von Silbernitratlösungen ist heute verlassen worden. Es kommt nur noch 0,5%iges Silbernitrat als Lösung zum Einsatz. Silbernitrat weist ein relativ breites Wirkspektrum auf. Die Resorption ist ausgesprochen gering. Es finden sich keine lokalen Inaktivierungen. Silbernitrat schwärzt jedoch sämtliche Verbände und die Umgebung und macht die Beurteilung der Verbrennungswunde schwierig. Bei der Anwendung ist Silbernitrat schmerzfrei. Es penetriert den Verbrennungsschorf jedoch nur geringfügig und ist daher ähnlich wie Silbersulfadiazin nur zur Infektprophylaxe geeignet. Da Silber mit Natrium, Kalium, Chlorid und Kalzium unlösliche Salze bildet, können Elektrolytstörungen auftreten. Ferner ist die Bildung von Methämoglobin mit Ausbildung einer Zyanose beschrieben.

Fremdhaut

Die 3 beschriebenen pharmakologischen Substanzen bilden die Grundlage der heute praktizierten Oberflächenbehandlung. Grundsätzlich müssen aber auch Fremdhaut, sowohl in Form von menschlicher als auch tierischer Haut, und diverse Folien Berücksichtigung im Rahmen der Oberflächenbehandlung finden.

Die biologischen Verbände kommen in Form von homologer Spalthaut, d. h. frischer oder konservierter menschlicher Haut (oft als Leichenhaut), heterologer Spalthaut, d. h. Spalthaut tierischen Ursprungs (im wesentlichen Schweinehaut, tiefgefroren oder silberimprägniert) zum Einsatz.

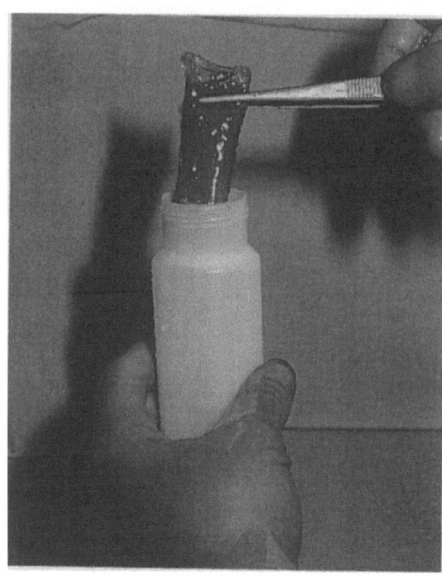

Abb. 21. Glycerolkonservierte Fremdhaut

Die silberimprägnierte Schweinehaut ist nach unserer Erfahrung der tiefgefrorenen deutlich unterlegen. Wir haben bedrohliche Infektionen unter silberimprägnierter Schweinehaut gesehen. Der Vorteil liegt in einer leichteren Lagerung im Gegensatz zu tiefgefrorener Haut. Beide Präparationen halten einen Vergleich mit menschlicher Fremdhaut jedoch nicht aus.

Menschliche Fremdhaut kann in Form frischer Spalthaut eingesetzt werden. Es wird jedoch heute allgemein konservierte Leichenhaut bevorzugt (Farbbild 9; S. 57). Diese wird nach der Entnahme in hochprozentigem Glycerol dehydriert und kann über Monate und Jahre problemlos bevorratet werden (Abb. 21). Sie ist somit in beliebiger Menge jederzeit verfügbar. Das Verfahren der Konservierung, das heute allgemein geübt wird, wurde von der Hautbank in Beverweijk, Niederlande, beschrieben. Eine noch nicht ausdiskutierte Problematik stellt die theoretische Möglichkeit der Übertragung von Hepatitis und HIV verursachenden Viren dar. Die HIV-Übertragung durch Haut eines lebenden Spenders ist beschrieben. Die Übertragung durch glycerolkonservierte Haut ist nicht gesichert. Im Gegenteil vertreten die holländischen Kollegen die Ansicht, daß die Virusübertragung durch die Art der Präparation unmöglich wird.

Um die Infektionssicherheit weiter zu erhöhen, benutzt die Hautbank am Zentrum für Brandverletzte in Berlin eine spezielle Aufarbeitung. Es wird ausschließlich Haut von Multiorganspendern verwandt, die natürlich HIV-negativ sein müssen. Es wird dann eine bakteriologische Kontrolle der entnommenen Haut durchgeführt. Sind die Proben steril, wird die Spalthaut nach der üblichen Methode in 98%igem Glycerol konserviert. Erst wenn nach 3 Monaten ein Empfänger eines Spenderorganes des Multiorganspenders, von dem die Hautcharge stammt, weiterhin HIV-negativ ist, wird die homologe konservierte Spalthaut von der Hautbank zur Transplantation freigegeben.

8 Oberflächentherapie

Da alle beschriebenen Oberflächentherapeutika Vor- und Nachteile aufweisen, halten wir den ausschließlichen Einsatz eines Mittels nicht für gerechtfertigt. Die Substanzen sollten sinnvollerweise nach Tiefe, Lokalisation und Ausdehnung der verbrannten Areale differenziert eingesetzt werden.

Es soll nun das Konzept einer differenzierten Lokaltherapie dargestellt werden. Unter dem Aspekt der Tiefe der Läsion differenzieren wir folgendermaßen:

I.gradige Verbrennungen decken wir mit Silbersulfadiazin ab. Wir erreichen hierdurch eine rasche Schmerzfreiheit und einen gewissen bakteriologischen Schutz. Die Verbände werden täglich gewechselt. Die Verbrennungen heilen unter dieser Lokalmaßnahme rasch komplikationslos ab.

II.gradige Verbrennungen sind, wie im Kapitel „Pathophysiologische Grundlagen, Schädigung der Haut" beschrieben, nach oberflächlich und tief zu unterscheiden. Die oberflächlich II.gradigen Verbrennungen behandeln wir ebenfalls mit Silbersulfadiazin. Aus kosmetischer Indikation, so im Gesicht und an den Händen, aber insbesondere bei Kindern, um die täglichen Verbandwechsel zu ersparen, decken wir die oberflächlich II.gradig verbrannten Hautareale mit homologer Spalthaut ab. Diese Spalthaut heilt in aller Regel ein. Sie wird dann beginnend mit der 3. Woche nach der Transplantation abgestoßen, und unter diesem biologischen Verband hat sich die eigene Haut regeneriert.

Tief II.gradige Verbrennungen werden mit Silbersulfadiazin abgedeckt. Sie werden nach dem Prinzip der Frühexzision beginnend mit dem 3. Posttraumatag operativ versorgt. Hier hat die Lokaltherapie die Aufgabe der Infektprophylaxe.

III.gradige Verbrennungen können sowohl mit Silbersulfadiazin als auch mit Povidonjod abgedeckt werden. Wir benutzen bei kleineren III.gradigen Verbrennungen grundsätzlich Silbersulfadiazin, um keine wesentliche Veränderung des Verbrennungsschorfes zu provozieren und die Möglichkeit der Frühexzision nicht zu behindern. Bei sehr ausgedehnten III.gradigen Verbrennungen therapieren wir die Areale, die wir zuletzt debridieren und decken wollen mit Povidonjod. Durch die Povidonjodbehandlung erreichen wir ein weites Erregerspektrum. Wir können diesen Verbrennungsschorf auch längere Zeit keimarm halten. Anstelle von Povidonjod kann auch Ceriumnitrat-Silbersulfadiazin eingesetzt werden.

Differenzieren wir unsere Lokaltherapie nach der Lokalisation der Läsion, so werden Gesicht und Hände bei Verbrennungen mit Silbersulfadiazin behandelt. Hier soll in jedem Fall eine Gerbung vermieden werden. Der Schorf muß jederzeit gut beurteilbar sein. Die Krankengymnastik, insbesondere im Bereich der Hände, darf nicht beeinträchtigt werden. Da wir an den Händen und im Gesicht der Frühexzision absolute Priorität einräumen, werden wir gerbende Substanzen hier nie einsetzen.

Das folgende Beispiel soll das strategische Konzept verdeutlichen: Bei einem Patienten mit einer 60%igen Verbrennung, die das Gesicht, die Arme, die Hände und den Rumpf betrifft und die II.gradig und im wesentlichen III.gradig ist, würden wir Gesicht, Hände und Arme mit Silbersulfadiazin primär behandeln. Die verbrannten Läsionen am Rumpf bedecken wir mit Povidonjod oder Ceriumnitrat-Silbersulfadiazin. Wir würden dann primär Gesicht, Hände und Arme, in weiteren Sitzungen den Rumpf operativ versorgen. Die Gerbung der verbrannten Areale am Rumpf interferiert somit nicht mit dem Prinzip der Frühexzision.

Die hier beschriebene Oberflächenbehandlung kommt, das ergibt sich aus dem Gesagten, natürlich nur bis zur Abheilung bzw. bis zur operativen Versorgung der tief II.gradigen und III.gradigen verbrannten Hautareale zum Einsatz. Sie stellt jedoch eine wesentliche Voraussetzung zur Schaffung optimaler Bedingungen zur Operation dar. Die operative Versorgung des Brandverletzten wird in einem eigenen Kapitel beschrieben.

8 Oberflächentherapie 57

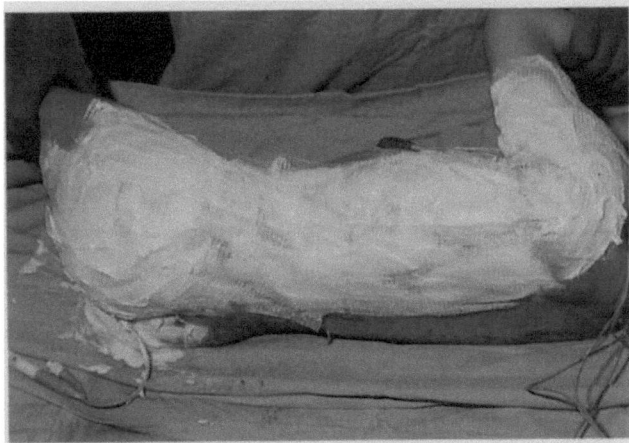

7: Silbersulfadiazin

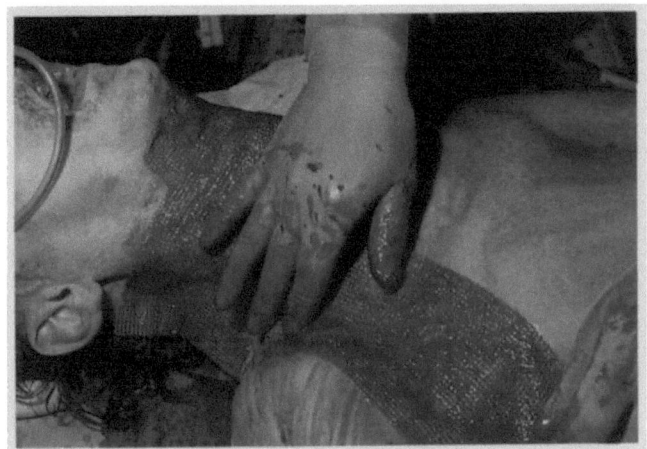

8: Povidonjod

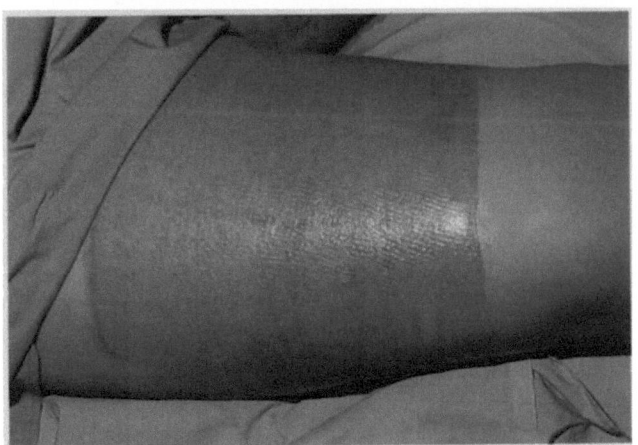

9: Frisch abgeheilte Spalthautentnahmestelle

8 Oberflächentherapie

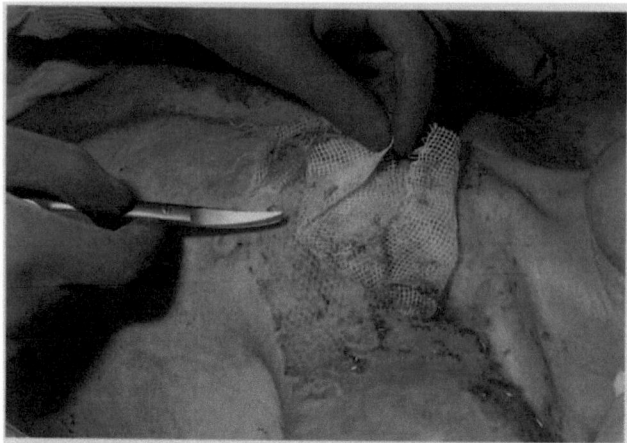

10: Postoperativer Verbandwechsel

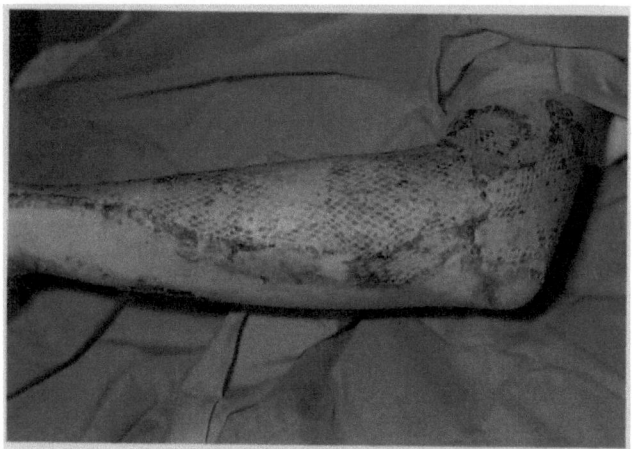

11: Frisch eingeheilte Transplantate

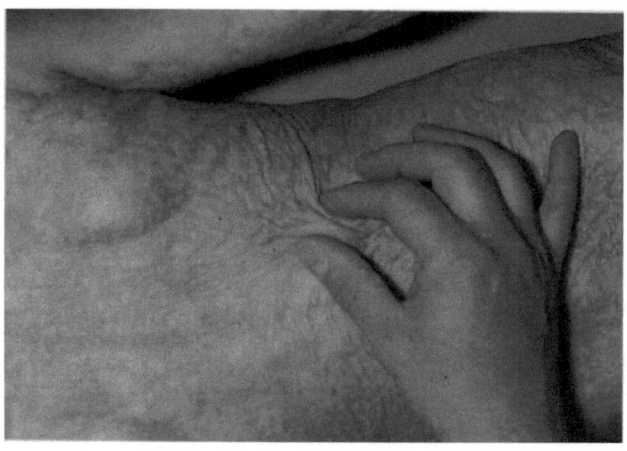

12: Spätergebnis nach Spalthauttransplantation

9 Vorbereitung zur Operation

Wie im Kapitel „Therapieprinzipien" besprochen, erfolgt möglichst am 3. Tag nach dem Trauma die erste Operation. Tief II.gradig und III.gradig verbrannte Hautflächen werden operativ abgetragen; die entstandenen Hautdefekte werden durch Hautverpflanzungen gedeckt. Der Patient sollte sich nun nach Überwindung der Schockphase in einem stabilen Kreislaufzustand befinden. Die Ödeme sind wenigstens teilweise mittlerweile ausgeschwemmt.

Die am Vortag der geplanten Operation bestimmten Laborwerte zeigen, ob präoperativ Bluttransfusionen gegeben werden müssen. Der präoperative Hb-Gehalt sollte deutlich über 10 g% (= 6,206 mmol/l) liegen. Intraoperativ ist mit erheblichen Blutverlusten zu rechnen. Bei maximal möglicher Operation von 20% der KOF werden bis zu 10 Blutkonserven benötigt. Wünschenswert ist die Gabe von Frischblut. Die betreuenden Schwestern/Pfleger organisieren die Bereitstellung des zu transfundierenden Blutes und der Blutersatzmittel. Ferner wird am Operationsvortag eine Röntgenaufnahme der Lunge und evtl. ein EKG angefertigt. Am Abend wird ein Reinigungseinlauf vorgenommen. Besonders wenn im Bereich des Gesäßes und der Oberschenkel transplantiert werden soll, ist diese Maßnahme wichtig.

Nach Möglichkeit sollte der bisher betreuende Anästhesist, der den Patienten gut kennt, auch die Narkose durchführen. Ist dies nicht der Fall, so wird der Narkosearzt am Abend vor der Operation eine Visite vornehmen.

Vor der ersten Operation legen Chirurgen, Anästhesisten und Pflegepersonal ein operativ-taktisches Konzept fest. Hierbei ist die Reihenfolge der zu debridierenden und zu transplantierenden Flächen zu entscheiden. So können Transplantatverluste durch später notwendige Lagerungen vermieden werden. Die Spalthautentnahmestellen werden festgelegt. Eine weitere Absprache erfolgt zwischen Ärzten und Pflegepersonal bezüglich der postoperativen Lagerung und der Wahl des geeigneten Bettes. Soll der Patient postoperativ in einem Luftkissenbett oder einem Laminar-flow-Bett gelagert werden, so wird die Schwester/der Pfleger dieses Bett organisieren.

Natürlich werden alle bisher beschriebenen Tätigkeiten im Rahmen der Pflege und Therapie weitergeführt.

Operationstag
Der Operationssaal wird von den Operationsschwestern vorbereitet. Er wird wie das Patientenzimmer aufgeheizt. Auf dem Operationstisch liegt eine Wärmematte. Die weiteren Vorbereitungen des Op. sollen hier nicht beschrieben werden.

Der Patient wird vor der Operation von seinen alten Verbänden befreit; die zu operierenden Hautflächen werden ebenso wie die Spalthautentnahmestellen vorbereitet. Die Körperpflege wird in diese Maßnahmen mit einbezogen. Es werden vom Kopf beginnend bis zu den Füßen alle alten Verbände entfernt. Der Patient wird mit einer desinfizierenden Flüssigseife komplett gereinigt. Die Hautnekrosen werden mit warmen, feuchten Kompressen mit Ringer-Lösung umwickelt, um sie vor Austrocknung zu bewahren. Um eine Auskühlung zu vermeiden, werden die so vorbereiteten Flächen mit wasserfesten Tüchern umwickelt.

Die vorgesehenen Entnahmestellen werden nun vorbereitet. Falls nötig, erfolgt zunächst die Rasur. Auch diese Flächen werden feucht-warm abgedeckt. Wache, ansprechbare Patienten erhalten zu diesem Zeitpunkt ihre Prämedikation.

Der Patient wird nun in den Operationssaal gebracht. Bei der Lagerung auf dem Operationstisch sind die betreuenden Pflegepersonen noch behilflich. Es soll noch einmal betont werden, daß natürlich auch während dieser Verrichtungen alle Personen, die am Patienten hantieren, steril angezogen sind. Es werden nun alle Zugänge noch einmal gesichert. Der Patient erhält zur intraoperativen Kontrolle wieder rektal eine Temperatursonde. Die ersten Blutkonserven werden jetzt zur Transfusion vorbereitet. Sie haben bei Beginn der Operation wegen der zu erwartenden Blutverluste in angewärmtem Zustand transfusionsfähig zu sein. Der Verlauf der Operation wird im Kapitel „Operationen des Brandverletzten" beschrieben.

Das Pflegepersonal zieht sich nun aus dem Operationssaal zurück und bereitet, während der Brandverletzte operiert wird, den Behandlungsplatz her. In der Regel bleiben hierzu mehrere Stunden Zeit. Das Zimmer wird gründlich gereinigt. Es erfolgt eine Wischdesinfektion in Zusammenarbeit mit dem Reinigungsdienst. Darüber hinaus werden sämtliche Zuleitungen zwischen Patient und technischen Geräten – z. B. Beatmungssysteme, Monitorkabel, Infusionssysteme etc. – gewechselt. Ein neues, desinfiziertes und steril vorbereitetes Bett wird für die postoperative Lagerung zur Verfügung gestellt. Selbstverständlich wird der Raum wieder auf die benötigte Temperatur und Luftfeuchtigkeit eingestellt.

Gegen Ende der Operation wird die weiterbetreuende Pflegekraft in den Operationssaal gerufen. Der Operateur teilt ihr nun mit, welche Hautflächen debridiert und transplantiert wurden. Das Pflegepersonal muß wissen, wo sich Transplantate befinden, wo Entnahmestellen zu finden sind und welche Areale noch nicht operativ angegangen wurden. Die operierten Flächen werden vom Operateur verbunden. Die nichtoperierten Areale werden jetzt vom Operateur noch im Op. oder nach Rückführung des Patienten in sein Behandlungszimmer von den Pflegekräften in der dargestellten Weise mit dem entsprechenden Oberflächentherapeutikum versehen und bei der geschlossenen Behandlung verbunden.

Nach Beendigung der Operation und Narkose wird der frisch operierte Patient vom Operateur, der weiter behandelnden Pflegekraft und dem Anästhesisten in sein Zimmer gebracht und dort sachgemäß gelagert. Alle operierten Körperstellen werden hochgelagert. Der Patient wird wieder an alle notwendigen Überwachungsgeräte, Infusionspumpen, Spritzenpumpen usw. angeschlossen. Sind die nichtoperierten Flächen im Operationssaal nicht verbunden worden, so wird dieser Verband jetzt angelegt.

Aufgabe der Pflegekraft in den nächsten Stunden ist die Überwachung der Vitalwerte und der postoperativen Therapie. Insbesondere sollte die Aufwärmung des Operierten überwacht und, wenn nötig, forciert werden. Wir streben an, so rasch wie möglich Werte von 37–37,5°C zu erreichen. Der Anästhesist wird entscheiden, wann mit der Nahrungszufuhr begonnen werden kann.

Postoperativ sind die Blutgaswerte und das Blutbild zu überprüfen. Nicht ausreichend substituierte Blutverluste werden unmittelbar nach der Operation ausgeglichen. Ein Hb-Gehalt deutlich über 10 g% (= 6,206 mmol/l) ist anzustreben. Die ausreichende periphere Perfusion ist für die Gesamtsituation des operierten Patienten, aber auch für die transplantierte Haut wichtig.

10 Operationen des Brandverletzten

Die thermische Zerstörung der Körperoberfläche durch Verbrennungen oder Verbrühungen stellt die ursprüngliche Traumafolge des Brandverletzten dar. Sie ist die offensichtlichste Verletzungsfolge, bedingt jedoch auch alle pathophysiologischen Veränderungen im Rahmen der Verbrennungskrankheit. Die Entfernung der verbrannten Haut und die Defektdeckung stehen im Zentrum der therapeutischen Bemühungen. Flankiert durch intensivmedizinische Maßnahmen, soweit dies notwendig erscheint, besteht die Behandlung des Brandverletzten in der schnellstmöglichen Wiederherstellung der Integrität der Hautbarierre. Die Art der Operation wird durch die Verletzungsursache – Verbrennung, Verbrühung, Elektroverletzung, Kontaktverbrennung – sowie durch Ausmaß, Lokalisation und Tiefe der Schädigung diktiert.

Als Grundsatz gilt: Tief II.gradige und III.gradige thermische Hautschädigungen bedürfen in jedem Falle der operativen Therapie.

10.1 Grundzüge der operativen Behandlung

Die operative Versorgung soll zur Vermeidung von Infektionen und zur frühestmöglichen Wiederherstellung des Patienten so rasch wie möglich erfolgen. Umschriebene, sicher operationsbedürftige (III.gradige) Verbrennungen können unmittelbar nach der Aufnahme versorgt werden. Bei ausgedehnten Verbrennungen erfolgt die erste Operation nach Stabilisierung des Allgemeinzustands, deutlicher Demarkierung der geschädigten Areale und Rückgang des Verbrennungsödems im Sinne der Frühnekrektomie am 3. Tag nach dem Trauma. Bei jedem operativen Eingriff können von erfahrenen Operateuren und Anästhesisten etwa 20% der Körperoberfläche operativ versorgt werden. In Intervallen von 2–3 Tagen erfolgen weitere notwendige Transplantationen. Die Zeit zwischen den einzelnen Operationen wird zur Stabilisierung des Allgemeinzustands, d.h. der Herz-Kreislauf-Situation, der Nierenfunktion, der Körpertemperatur, der Gerinnung usw. genutzt.

Wesentlich erscheint die Erstellung eines operativen Konzeptes. Hierbei sind die vorzunehmenden Operationen in Absprache mit Anästhesisten, Schwestern und Chirurgen zu planen. Die Reihenfolge der zu operierenden Areale ist festzulegen. Hierbei spielt wiederum die Ausdehnung und Lokalisation der Verbrennung eine wesentliche Rolle. Ohne gutes logistisches Konzept ist die erfolgreiche Behandlung eines Brandverletzten nicht möglich.

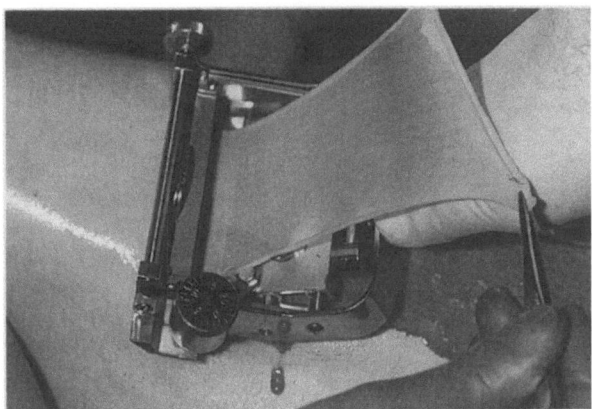

Abb. 22. Spalthautentnahme

10.2 Spalthautentnahme

Abgesehen von Sonderfällen, die weiter unten angesprochen werden, erfolgt die operative Versorgung des Brandverletzten durch Entfernung der thermisch geschädigten nekrotischen Hautflächen und Defektdeckung durch Spalthautverpflanzungen. Zur ständigen Einheilung gelangt nur Eigenhaut des Patienten. Fremdhaut kann zur vorübergehenden Deckung benutzt werden.

Bei der Eigenhautverpflanzung wird zunächst mit dem Elektro- oder Preßluftdermatom (Abb. 22) oder bei kleineren Arealen mit dem Handdermatom Spalthaut von einem unverbrannten Areal des Patienten entnommen. Das Prinzip der Spalthautentnahme besteht darin, ein Hautstück zu gewinnen, das Epidermis und oberflächliche Anteile der Dermis umfaßt. Diese Läsion entspricht selbst wieder einer II.gradigen Schädigung. Es bleiben hier also Hautanhangsgebilde erhalten, so daß eine spontane Epithelialisierung möglich ist. Das Spenderareal heilt somit von selbst. Diese Läsion entspricht einer tiefen Schürfwunde. Sie wird mit Fettgaze und sterilem Verband abgedeckt. Innerhalb von 10–14 Tagen heilt diese Wunde spontan. Verbandwechsel sind zu unterlassen, da Entfernungen der anhaftenden Verbände immer wieder zu Zerstörungen des sich neu bildenden Epithels führen. Nach dem beschriebenen Zeitraum kann der Verband über der Entnahmestelle entfernt, evtl. abgebadet werden. Bei Infektfreiheit hat sich darunter dann eine geschlossene rosige Epitheldecke gebildet (Farbbild 10; S. 58). Zu beachten ist, daß Entnahmestellen für den Patienten oft sehr schmerzhaft sind. Sie erschweren seine Mobilisation beträchtlich.

Als Spenderareale kommen in Betracht: die Oberschenkel, der Rücken, insbesondere bei Kleinkindern der behaarte Kopf nach Entfernung des Haupthaares, da hier praktisch keine sichtbaren Narben zurückbleiben und an der relativ dicken Kopfhaut in kurzen Intervallen mehrfach hintereinander Hautentnahmen vorgenommen werden können. Bei sehr ausgedehnt Brandverletzten muß darüberhinaus natürlich jedes zur Verfügung stehende unverbrannte Hautareal berücksichtigt werden. Als Spenderareal nicht in Betracht zu ziehen sind aus offensicht-

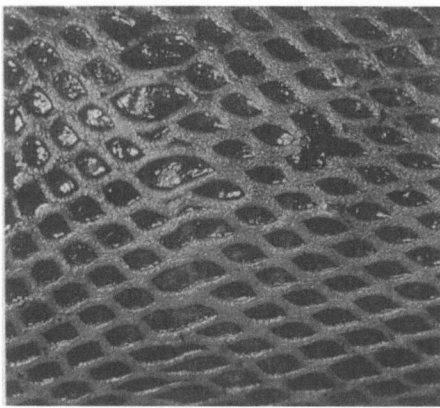

Abb. 23. Gittertransplantat („mesh graft")

lichen Gründen Gesicht und Hände. Bei Entnahmen über unebenen Hautarealen, wie z. B. dem vorderen Thorax über den Rippen, hat sich die Unterspritzung des Hautareals, an dem Spalthaut gewonnen werden soll, mit Ringer-Lösung oder Lokalanästhetikum bewährt. Hierdurch wird eine gleichmäßigere Spalthautentnahme ermöglicht.

Bei Entnahme dünner Spalthaut verbleiben keine Narben, oft wird die Haut lediglich etwas grobporig. Bei tieferer Entnahme können durchaus Narbenflächen entstehen. Diese können insbesondere bei Infektionen zu überschießender Narbenbildung führen. Der Patient ist hierüber aufzuklären.

Die so gewonnene Spalthaut muß im Rahmen der Operation vor Austrocknung geschützt werden. Die Spalthaut kann in ihrer Integrität belassen werden. Sie wird jedoch häufig zu einem sog. Gittertransplantat oder „mesh-graft" aufgearbeitet (Abb. 23).

Die Aufarbeitung zu einem Gittertransplantat ermöglicht einmal die Expansion der gewonnenen Haut. Diese kann im Verhältnis 1:1,5, 1:3 oder 1:6 erfolgen. Wir verwenden in aller Regel die Expansion im Verhältnis 1:1,5. Die Expansion im Verhältnis 1:3 benutzen wir nur bei sehr großflächigen Verbrennungen. Der Vorteil der Expansion besteht zum einen darin, daß mit einem entnommenen Spalthautareal ein größerer Defekt als der Entnahmedefekt gedeckt werden kann. Zum zweiten können Wundsekret und sich bildende Hämatome am Wundgrund durch die Löcher des Gittertransplantats abfließen. Bilden sich Serome oder Hämatome unter dem Transplantat, so wird die Einheilung der Spalthaut gefährdet.

Der Nachteil der Aufarbeitung zu einem Gittertransplantat besteht in der Ausbildung kosmetisch störender Narben. Gittertransplantate werden daher nie im Gesicht und nur in Ausnahmefällen an den Handrücken verwendet. Am Handrücken würden wir Gittertransplantate nur bei älteren Menschen, dann ohne wesentliche Expansion und in Ausrichtung der Maschen im Verlauf der Hautspannungslinien tolerieren. Man muß berücksichtigen, daß die Gitterstruktur auch nach Einheilung der Transplantate praktisch immer sichtbar bleibt.

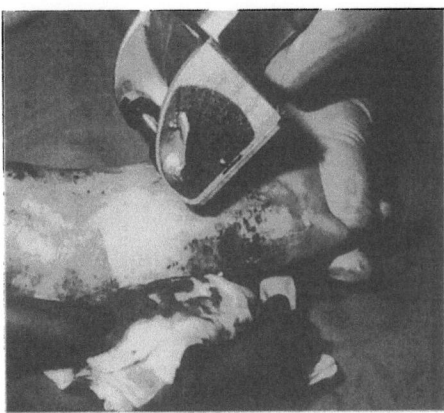

Abb. 24. Tangentiales Débridement

10.3 Vorbereitung des Wundbetts, Débridement

Die verbrannte Haut wird dann im weiteren Verlauf der Operation bis in gesundes Gewebe entfernt. Hier ist dem Prinzip zu folgen, daß die Entfernung der Nekrose so schonend wie möglich, jedoch so tief wie nötig vorzunehmen ist. Die am häufigsten geübte Technik ist das sog. tangentiale Débridement (Abb. 24).

Diese Nekrektomietechnik eignet sich zur Entfernung thermisch geschädigter Hautareale bei II.gradigen oder III.gradigen Verbrennungen, die entweder nur in umschriebenen Arealen ins Subkutangewebe reichen oder an exponierten Körperstellen zu finden sind. Das tangentiale Débridement wird mit dem Handdermatom, dem Preßluftdermatom oder dem Elektrodermatom durchgeführt. Der Einsatz des Handdermatoms zur Nekrektomie ist eine einfache, bei einiger Übung sicher durchzuführende Technik. Größere Areale lassen sich rasch mit dem Preßluftdermatom nekrektomieren. Die einfachste Methode besteht sicher im Einsatz des Elektrodermatoms. Hier läßt sich die Dicke der zu entnehmenden Haut exakt einstellen, und somit wird ein zu tiefes Débridement vermieden. Debridiert man jedoch den lederartigen Schorf bei III.gradigen Verbrennungen, so zerstört man rasch das Instrument. Das Elektrodermatom sollte man also zum tangentialen Débridement lediglich bei Entnahme einer dünnen, weichen Nekroseschicht bei II.gradigen Verbrennungen einsetzen.

Kleinere Hautareale, z. B. an den Händen, können auch mit dem Skalpell debridiert werden. Das tangentiale Débridement mit dem Skalpell erfordert jedoch einige Übung.

Der Nachteil des tangentialen Débridements besteht in erheblichen Blutverlusten. Da manchmal mehrfach nachdebridiert werden muß, um gesunden, gut durchbluteten Wundgrund zu erreichen, lassen sich tangential nur limitierte Flächen debridieren. An den Extremitäten kann zur Vermeidung großer Blutverluste das Débridement in Blutsperre vorgenommen werden. Die Beurteilung des Wundgrundes in Blutsperre erfordert jedoch sehr große Erfahrung und kann dem Ungeübten keineswegs empfohlen werden.

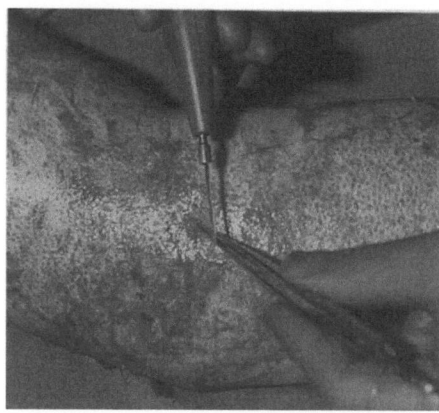

Abb. 25. Blutstillung vor der Transplantation

Bei der schichtweisen Entfernung der nekrotischen Haut entfernt man zunächst die oberflächlichste, sicher nekrotische Schicht. Man gelangt dann weiter in der Tiefe auf die sog. Stasezone. Dieser Randbereich der eigentlichen thermischen Schädigung zeichnet sich durch kleine thrombosierte Gefäße aus. Beim weiteren Débridement gelangt man dann in gesundes Gewebe. Hier treten punktförmig Blutungen auf, die die ausreichende Tiefe des Débridements anzeigen. Bleibt man beim Débridement bei nicht zu tiefer thermischer Schädigung im Bereich des Coriums, so verbleibt eine weißliche, gitterförmig erscheinende Struktur. Diese stellt die restlichen Anteile des Coriums dar, die selbst nicht bluten, aber schon transplantationsfähigen Wundgrund darstellen. Die sichere Beurteilung des ausreichenden Débridements stellt das eigentliche Erfolgsrezept der Transplantation dar!

Nach ausreichendem Débridement schließt sich eine sorgfältige Blutstillung an. Es kann zunächst eine Wundabdeckung mit Kompressen vorgenommen werden. Diese sind in Wasserstoffperoxid getränkt oder mit einer Lösung angefeuchtet, der ein anderes Vasokonstringens, wie z. B. Ornipressin, der Handelsname lautet POR 8, beigemischt ist. Die Kompressen werden mehrfach gewechselt. Sie dürfen nicht austrocknen, da man sonst bei der Entfernung erneut feine Kapillaren aufreißt und Blutungen verursacht. Mit dieser Technik lassen sich diffuse Blutungen rasch und ausreichend stillen. Definierte punktförmige Blutungen können mittels Elektrokoagulation gestillt werden (Abb. 25). Der so vorbereitete Wundgrund wird dann mit in NaCl getränkten Kompressen bis zur Transplantation feucht gehalten.

Bei ekzessiven Verbrennungen oder sehr tiefen thermischen Schädigungen wird das tangentiale Débridement nicht ausreichen. Es wird dann die Technik des epifaszialen Débridements zum Einsatz kommen.

Darunter versteht man die Entfernung des nekrotischen Hautgewebes einschließlich des Unterhautfettgewebes bis auf die Muskelfaszie. Hier wird also nicht schichtweise debridiert, sondern das ganze Gewebsstück en bloc entfernt. Man beginnt am Rand einer Nekrose und führt die Nekrektomie in die Tiefe bis auf die Faszie. Das thermisch geschädigte nekrotische Gewebe wird dann von der Faszie insgesamt abpräpariert. Für diese Art der Präparation eignet sich sehr gut das

Elektromesser. Unter Anspannung der zu entfernenden Nekrose stellen sich kleine, aus der Faszie tretende Gefäße frühzeitig dar. Diese werden zunächst koaguliert und dann durchtrennt. Mit dieser Technik können durch einen erfahrenen, sorgfältigen Operateur auch in einer operativen Sitzung bis zu 30% nekrotischer Körperoberfläche entfernt werden.

Der Vorteil der epifaszialen Nekrektomie liegt also in der den Blutverlust reduzierenden Technik. Ein weiterer Vorteil besteht darin, daß auf der gesunden Muskelfaszie die transplantierte Spalthaut in der Regel sehr gut einheilt. Der Nachteil des epifaszialen Débridements zeigt sich in den kosmetischen Spätresultaten. Am Rand der so debridierten Oberfläche hin zum gesunden Gewebe erkennt man eine deutliche Stufenbildung. Ferner fehlt das subkutane Polstergewebe. Die Transplantate haften direkt auf der Muskelfaszie. Im weiteren Verlauf füllt sich das Gewebe unter den Transplantaten durch Narbenbildung mäßig auf. Die kosmetischen Ergebnisse sind aber sicher schlechter als nach tangentialem Débridement.

Wir sehen die Indikation für ein epifasziales Débridement bei sehr tiefen, ausgedehnten thermischen Schäden, wenn rasch große Nekroseflächen aus vitaler Indikation zu entfernen sind. Beim epifaszialen Débridement an den Extremitäten ist außerdem zu berücksichtigen, daß bei dieser Nekrektomietechnik auch sämtliche subkutanen Venen im Rahmen der Operation entfernt werden. Ferner wird bei dieser Transplantationstechnik leichter Knochen oder Sehnengewebe freigelegt. Auf diesen Strukturen wachsen Spalthauttransplantate nicht an.

Vergleicht man die beiden besprochenen Débridementtechniken, so läßt sich zusammenfassend sagen, daß die Standardtechnik im tangentialen Débridement liegt. Dies ist fast immer ausreichend, verlangt erhebliche Erfahrung, zeigt jedoch die besten Spätergebnisse. Das epifasziale Débridement erfordert sorgfältigste Indikationsstellung durch einen sehr erfahrenen Operateur. Es kann jedoch in Sonderfällen für das Überleben des Patienten entscheidend sein. Auch nach dem epifaszialen Débridement wird der Wundgrund feucht abgedeckt.

10.4 Transplantationen

Der wie beschrieben vorbereitete Wundgrund wird nun mit der zuvor entnommenen, aufgearbeiteten Spalthaut gedeckt. Wir empfehlen, die gewonnenen Transplantate auf Fettgaze als Trägermedium aufzubringen und exakt auszuschneiden (Abb. 26). Hierdurch gelingt es, in aller Ruhe die Transplantate in den Defekt einzupassen, ohne wesentliche Transplantatverluste hinnehmen zu müssen. Man kann Transplantate so auch noch einmal anheben und an anderer Stelle plazieren.

Ist der zu deckende Wundgrund mit den Transplantaten abgedeckt, dann heben wir diese noch einmal an und applizieren darunter mit Hilfe der Sprühtechnik einen Fibrinkleber (Abb. 27). Dieser Kleber wird aus menschlichem Serum hergestellt. Es handelt sich um ein sog. Zweikomponentenklebesystem. Hier werden eine Fibrinogenlösung, tiefgefroren oder als Kryopräzipitat erhältlich, und eine Thrombinlösung in getrennten Spritzen aufgezogen und dann auf dem Wundgrund vermischt. Um einen gleichmäßigen Fibrinfilm unter dem Transplan-

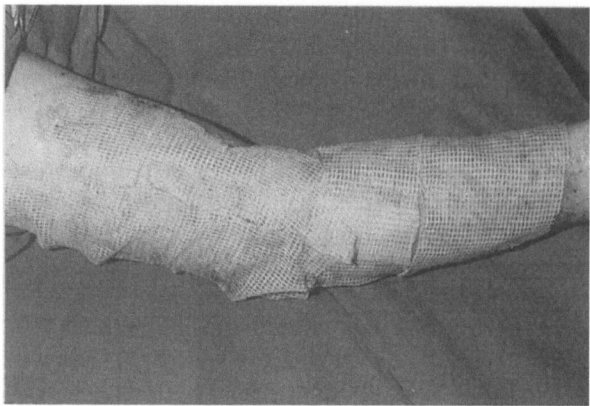

Abb. 26. Transplantierte Haut mit Fettgaze

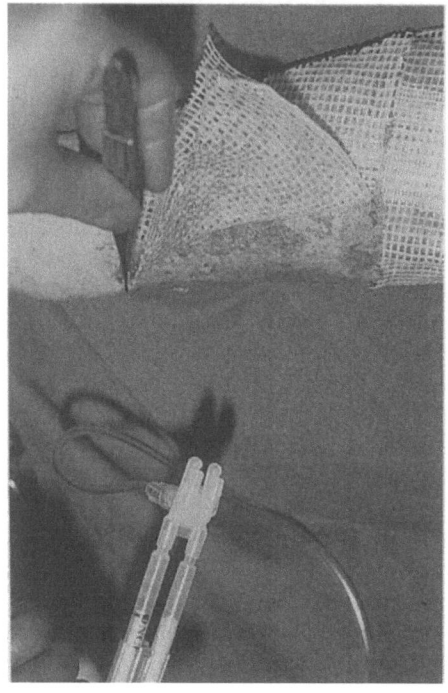

Abb. 27. Fixierung der Spalthaut mit Fibrinkleber

tat zu erreichen, benutzen wir bei der Spalthautklebung in jedem Fall die Sprühtechnik, d. h. die beiden Komponenten werden mit steril gefilterter Preßluft auf dem Wundgrund vermischt.

Der Fibrinkleber imitiert quasi den letzten Schritt der Blutgerinnung. Das in der einen Spritze befindliche Fibrinogen wird durch die Zugabe von Thrombin zu einem Fibringerüst. Das Transplantat wird auf dem Wundgrund sicher fixiert. Ein weiterer Vorteil liegt in der blutstillenden Wirkung des Präparats. Der Nachteil der Klebung sind die relativ hohen Kosten: 1 ml Fibrinkleber kostet etwa 120 DM.

Wir empfehlen daher, auch die Fibrinklebung nur indiziert einzusetzen. Die Indikationen für die Fibrinklebung sehen wir bei Transplantationen

- im Gesicht,
- an den Händen,
- über Gelenken,
- bei Kindern,
- bei ausgedehnten Transplantationen.

Der Fibrinkleber gewährleistet einen flächenhaften Kontakt des Transplantats mit dem Wundgrund. Scherkräfte, die im Rahmen der Nachbehandlung auftreten und nicht sicher zu vermeiden sind, können weniger leicht zur Zerstörung der Transplantate führen. Die blutstillende Wirkung führt zur Reduzierung von Hämatomen unter den Transplantaten, die das Angehen der Spalthaut verhindern.

Histologische Untersuchungen haben gezeigt, daß sich bei Spalthautklebungen die Wundheilungsvorgänge um etwa 1 Tag gegenüber nichtgeklebter Spalthaut beschleunigen. Der Fibrinkleber fällt wie körpereigenes Fibrin der Fibrinolyse anheim. Er ist nach 8–10 Tagen nicht mehr nachweisbar.

Soll kein Kleber eingesetzt werden, so können die Transplantate auch mit Einzelnähten am Rande fixiert werden. Auch Hautklammern am Rand können eingesetzt werden. Kontraindiziert ist die Transplantatfixierung mit Histoacryl. Diese wird in Einzelfällen offensichtlich immer noch geübt. Histoacryl bildet eine sichere Diffusionsbarriere und provoziert Transplantatnekrosen.

Wir beenden die Transplantation, indem wir die Transplantate entweder mit einem Verband abdecken oder im weiteren Verlauf offen behandeln. Die offene Behandlung eignet sich nur für den Bereich einer Spezialstation für Brandverletzte. Die Transplantate dürfen keinen Druck- oder Scherkräften ausgesetzt werden. Sie müssen feucht gehalten werden.

In allen anderen Fällen hat sich ein Verband postoperativ bewährt. Am Ende der Operation legen wir dann Gittergaze auf die Transplantate. Eine Schicht feuchter Kompressen soll sich ansammelndes Wundsekret aufnehmen. Der Verband schließt mit einer Abdeckung trockener Kompressen. Zur Stabilisierung und um mäßig Druck auf die Transplantate auszuüben, wickeln wir dann synthetische Watte, Kreppapier und Mullbinden zur Ergänzung des Verbandes.

10.5 Defektdeckung bei extremen Verbrennungen

Hat sich ein Patient eine Verbrennung von 2 oder 3, auch 5 oder 10% der Körperoberfläche zugezogen, so ist unter Berücksichtigung der oben beschriebenen Operationsprinzipien eine Defektdeckung in aller Regel problemlos. Bei ausgedehnten Verbrennungen stellt sich aber die Frage, ob zur Defektdeckung überhaupt noch genügend unverbrannte Haut als Spenderareal für die zu transplantierende Spalthaut zur Verfügung steht. Wir haben angesprochen, daß bei der Aufarbeitung zu Gittertransplantaten eine gewisse Expansion der gewonnenen Spalthaut zu erreichen ist. Bei sehr ausgedehnten Verbrennungen müssen aber noch andere Techniken zum Einsatz kommen, will man schnellstmöglich die Nekrosen entfernen, auch wenn man noch nicht ausreichend eigene – autologe – Spalthaut zur Verfügung hat.

Hier ist es naheliegend, an eine temporäre Wundabdeckung mit Fremdmaterialien zu denken. Unterschiedliche Folien werden hier zur temporären Abdeckung nach Débridement angeboten. Die beste „Folie" zur Wundabdeckung beim ausgedehnt Brandverletzten sehen wir im Einsatz von Fremdhaut. Diese Haut kann von einem anderen Menschen (homolog) oder vom Tier (heterolog) stammen.

Heterologe oder homologe Haut, also Fremdhaut, kann zwar auf dem Wundbett anheilen. Es kommt aber nicht zum dauernden Einwachsen. Nach etwa 3 Wochen beginnt die Abstoßung. Eine definitive Defektdeckung ist nur mit autologer, also patienteneigener Spalthaut möglich.

Heterologe Spalthaut, Fremdhaut tierischen Ursprungs, ist im wesentlichen als Schweinehaut kommerziell verfügbar. Sie kann silberimprägniert oder tiefgefroren gekauft werden. Sie ist infektanfällig. Andererseits erfüllt sie ihre Aufgabe der Defektdeckung und ist gut lagerbar. Menschliche Fremdhaut – homologe Spalthaut – ist nach unserer Erfahrung der heterologen deutlich überlegen. Diese Fremdhaut kann vom Lebendspender, etwa Verwandten oder Freunden des Patienten, oder auch als konservierte Leichenhaut gewonnen werden.

Der Nachteil der Lebendhautspende ist natürlich darin zu sehen, daß ein an sich gesunder Mensch zum Patienten wird. Die Spalthautentnahme ist schmerzhaft, sie wird in Narkose durchgeführt, und der Hautspender ist für etwa 1 Woche bettlägrig. Außerdem ist die so gewonnene vitale Fremdhaut von hoher antigener Potenz und wird rascher abgestoßen als konservierte Fremdhaut. Wir sind auf die Probleme der Gewinnung und Konservierung von Fremdhaut im Kapitel „Oberflächentherapie" eingegangen.

Fremdhaut kann benutzt werden, um nach ausgedehnten Nekrektomien bei nicht ausreichenden Spenderarealen für autologe Spalthaut eine temporäre Wundabdeckung zu erreichen. Auch Fremdhaut kann zu Gittertransplantaten aufgearbeitet werden, um einen Sekretabfluß vom Wundbett zu ermöglichen. Die Maschen der zu Gittertransplantaten aufgearbeiteten Fremdhaut schließen sich von der Gitterstruktur her natürlich nicht, da die glycerolkonservierte Fremdhaut avital ist. Um eine komplette Abdeckung zu erreichen, darf Fremdhaut nicht zu Gittertransplantaten aufgearbeitet werden. Hier muß eine besonders sorgfältige Blutstillung durchgeführt werden, da Serome und Hämatome unter den Transplantaten nicht ablaufen können.

Bei ausreichendem Débridement und infektarmem Wundgrund heilt die Fremdhaut zunächst ein. Nach etwa 3 Wochen beginnt die Abstoßung. Die Fremdhaut muß dann nach und nach entfernt und durch Eigenhaut ersetzt werden. Es soll noch einmal betont werden, daß eine definitive Defektdeckung ausschließlich mit autologer Spalthaut möglich ist. Die einzige Ausnahme stellt die Transplantation von Spalthaut bei eineiigen Zwillingen dar, da diese gewebeidentisch sind.

Eine Gewebetypisierung der zu transplantierenden Fremdhaut wird ansonsten nicht vorgenommen, da typisierte Haut, wenn auch wenige Tage später als nichttypisierte Haut, ebenfalls abgestoßen wird. Warum Fremdhaut nicht zur

10.5 Defektdeckung bei extremen Verbrennungen

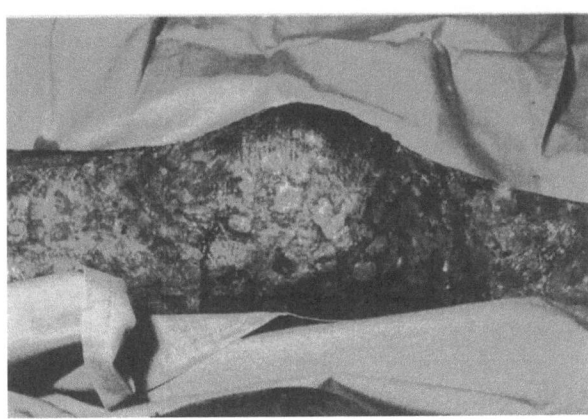

Abb. 28. Mischhauttransplantate

Einheilung gebracht werden kann, ist nicht geklärt. Eine Organverpflanzung im Sinne einer Nieren- oder Herzverpflanzung ist beim Brandverletzten nicht möglich. Offensichtlich ist das „Organ Haut" dermaßen immunkompetent, daß es rasch vom Empfänger abgestoßen wird.

Eine weitere Möglichkeit der Deckung großflächiger Defekte bei Verbrennungen bietet eine von den Chinesen beschriebene Methode, die im internationalen Schrifttum als „intermingled grafting", Mischtransplantation, bezeichnet wird (Abb. 28). Hierbei wird im Prinzip der zu deckende Defekt mit Fremdhaut abgedeckt. In diese Fremdhaut werden jedoch quadratische Löcher von 0,5 cm Kantenlänge geschnitten. Die Löcher liegen 2 cm auseinander. In diese Löcher werden kleine Eigenhautinseln gegeben. Zunächst wächst bei infektfreiem Wundgrund sowohl die Fremdhaut als auch die Eigenhaut an. Es kommt dann im weiteren Verlauf zum zentrifugalen Auswachsen der Eigenhautinseln. Die Zellen der Epidermis der Inseln teilen sich, und die Inseln wachsen aufeinander zu. In gleichem Maße wird das Epithel der Fremdhaut abgestoßen. Nach einigen Wochen kommt es dann zum Konfluieren der Eigenhautinseln und zur automatischen kompletten Defektdeckung mit autologem Epithel.

Im Prinzip steht auch hinter dieser Methode die Idee der Expansion. Theoretisch läßt sich so eine Fläche, die 16mal größer ist als das Spenderareal, mit Eigenhaut decken.

Der Nachteil der Methode besteht zunächst darin, daß die Aufarbeitung der Mischhaut extrem zeit- und personalintensiv ist. Ferner dauert es mehrere Wochen, bis die transplantierte Fläche wirklich mit autologer Epidermis gedeckt ist. In dieser Zeit muß die Wunde infektfrei gehalten werden. Das gelingt keineswegs regelmäßig. Die Mischtransplantation gelingt erfahrungsgemäß nur, wenn eine Verbrennung von mehr als 40% der Körperoberfläche vorliegt. Offensichtlich spielen hier Veränderungen des Immunstatus eine entscheidende Rolle. Die kosmetischen Ergebnisse sind durchaus akzeptabel. Es kann eine solide Defektdeckung, die einer konventionellen Spalthauttransplantation vergleichbar ist, erreicht werden.

Eine 3. Möglichkeit, die seit einigen Jahren zur Verfügung steht, um exzessive Hautdefekte zu decken, besteht in der In-vitro-Züchtung von autologen Keratinozyten. Hier werden dem Patienten einige Quadratzentimeter Haut entnommen. Aus dieser unverbrannten Haut werden die Zellen der Basalschicht durch Trypsinierung gewonnen. Auf definierten Nährmedien, in denen sich auch Fibroblasten befinden, gelingt dann nach einigen Wochen die Züchtung von ausgedehnten Keratinozytenkulturen, die 5–6 Zellschichten dick sind. Aus $2\,cm^2$ Patientenhaut sollen so innerhalb von 3–4 Wochen mehr als $1\,m^2$ Keratinozytenkulturen zu gewinnen sein. Diese Kulturen sind jedoch sowohl während des Züchtungsvorganges als auch nach der Transplantation extrem infektanfällig. Aufgrund der Dünne der Transplantate ist die Transplantation technisch schwierig. Die Anheilungsrate ist deutlich geringer als die der autologen Spalthaut. Die Schrumpfungstendenz postoperativ wird mit bis zu 40% angegeben.

Der wesentliche Nachteil besteht darin, daß die ersten Keratinozytenkulturen nach etwa 3 Wochen zur Verfügung stehen. In der Zwischenzeit müssen die Defekte mit anderen Techniken zwischenzeitlich gedeckt werden. Aus den beschriebenen Sachverhalten ergibt sich, daß bei extremen Verbrennungen die Anlage einer Keratinozytenkultur sehr wohl zum Verschluß der verbrannten Körperoberfläche beitragen kann. Wir halten diese Technik aber erst bei einer Ausdehnung der Verbrennung oberhalb von 70% für sinnvoll. Bei Verbrennungen von geringerer Ausdehnung ist im angegebenen Therapiezeitraum bis zur Verfügbarkeit der Kulturen der thermische Schaden auch mit konventionellen Transplantationstechniken gedeckt, wenn man einem korrekten logistischen Konzept folgt.

Die beschriebenen operativen Techniken dienen also der Deckung ausgedehnter Defekte nach thermischen Schädigungen. Man muß sich jedoch klar vor Augen führen, daß eine Wiederherstellung des eigentlichen Organs Haut einschließlich der elastischen Elemente, der Nerven, der Schweißdrüsen, der Haarbälge nicht gelingt. Wir gelangen zu einer Defektdeckung, die mehr oder weniger kosmetisch akzeptabel ist. Die Barriere zwischen Organismus und Außenwelt wird wiederhergestellt, jedoch nicht in ihrer ursprünglichen Form. Im Prinzip bilden wir bei kritischer Betrachtungsweise über den thermisch geschädigten Defekten eine große Narbenfläche.

Für die Temperaturregulation steht dieses Hautareal nicht mehr zur Verfügung. Außerdem sind diese Areale offensichtlich bakteriell so kontaminiert – wahrscheinlich aufgrund des unterschiedlichen pH-Wertes bei fehlender Schweißsekretion – daß notwendige Sekundäreingriffe in diesen Arealen häufig zu Wundheilungsstörungen führen.

Theoretisch wünschenswert wäre also die Defektdeckung mit Vollhaut. Da hierzu klar ersichtlich nicht ausreichend Spenderareal zur Verfügung steht, kommt der Vollhauttransplantation beim Brandverletzten eine ausgesprochen untergeordnete Bedeutung zu. Lediglich bei kleineren, umschriebenen Verbrennungen kann die Defektdeckung nach der Nekrektomie mit Vollhaut erfolgen. Ebenfalls bei umschriebenen Verbrennungen, die eine beträchtliche Tiefe ereichen und bei der spezifische Strukturen wie Nerven, Sehnen oder Knochen freiliegen, kommen diverse Hautlappenplastiken zum Einsatz. Dieses Problem stellt sich insbesondere bei den Elektroverbrennungen. Daher soll auch im entsprechenden Kapitel näher darauf eingegangen werden.

11 Postoperative Pflege

11.1 Allgemeines

Die postoperative Pflege hat den Allgemeinzustand des Patienten und den Zeitpunkt nach der Operation zu berücksichtigen.

Sind die Vitalfunktionen noch nicht stabilisiert, ist der Patient also weiterhin als „Intensivpatient" zu betrachten, muß die Überwachung und Behandlung der Herz-Kreislauf-Situation, der Lungenfunktion, der Niere usw. parallel zur Pflege und Therapie der verbrannten und/oder transplantierten Oberflächen vonstatten gehen. Jeder Brandverletzte mit noch nicht komplett geschlossenem Hautmantel ist als infektionsgefährdet anzusehen und muß weiterhin, wie bisher beschrieben, von Schwestern, Pflegern, Ärzten nur in steriler Schutzkleidung betreut werden.

Die systemische Infektion, die Sepsis, droht ab der 3 Woche nach dem Trauma. Hygienische Nachlässigkeit auch in der postoperativen Pflege und Behandlung kann das Leben des Patienten kosten!

Die Stabilisierung der Vitalfunktionen unterscheidet sich nicht von der bei anderen Intensivpatienten. Zu berücksichtigen ist aber, daß der Brandverletzte u. U. 2–3 Tage nach der ersten Operation erneut operiert wird und sich vielleicht in kurzen Abständen noch mehrere Eingriffe anschließen. Der schwer Brandverletzte „hat keine Zeit", sich von seiner Operation zu erholen. Die in enger zeitlicher Reihenfolge notwendigen Operationen haben erhebliche Konsequenzen für die Verlängerung des Postaggressionsstoffwechsels.

Dieser Sachverhalt hat sehr praktische Konsequenzen. Die postoperative Darmatonie kann zu einem großen Problem werden. Die Schwester/der Pfleger muß die Verdauungsfunktion im Auge behalten und nach Rücksprache mit dem behandelnden Arzt frühzeitig abführende Maßnahmen einleiten. Funktionsstörungen des Magens und des oberen Darmtraktes zeigen sich durch einen hohen Rückfluß aus der Magensonde. Sie sprechen auf Gabe von Paspertin oft gut an.

Ein nur schwer zu lösendes Problem im Rahmen der postoperativen Betreuung stellt die Ernährung des Patienten dar. Einerseits benötigt der Brandverletzte große Kalorienmengen. Andererseits ist er appetitlos und kann häufig auch aufgenommene Nahrung nicht verstoffwechseln. Die hochkalorische parenterale Ernährung kann unterstützend eingesetzt werden. Sie wird nie ausreichend sein und kann alleine das Ernährungsproblem nicht lösen.

Hier kommt der Schwester/dem Pfleger eine entscheidende Rolle zu. So früh wie möglich sollte bei liegender Magensonde mit der Gabe von Sondenkost begonnen werden. Es hat sich die fraktionierte Zufuhr zunächst von Tee, in einer

Menge von 30 ml, bewährt. Zum weiteren Nahrungsaufbau werden dann Sondennahrungen zugefügt. Bei unzureichender Magenmotilität kann die Geduld des Pflegepersonals stark gefordert sein. Man muß versuchen, immer wieder kleine Mengen zuzuführen, um letztendlich das Kalorienangebot so hoch wie möglich zu halten. Die enterale Ernährung ist zudem die beste Magenulkusprophylaxe!

Kann der Patient oral Nahrung aufnehmen, so sollte diese so reichlich wie möglich und so hochkalorisch wie möglich angeboten werden. Es gilt der Grundsatz, daß der Patient zu jeder Zeit die Nahrung bekommen soll, die er sich wünscht. Die Mitarbeit einer Diätassistentin ist sehr hilfreich. Gewichtskontrollen wenigsten einmal wöchentlich sind notwendig. Posttraumatische Gewichtsverluste bis zu 10% sind tolerabel. Verluste bis zu 20–30% des Ausgangsgewichts können registriert werden und weisen auf eine insuffiziente postoperative Nahrungszufuhr hin. Diese Patienten sind vital gefährdet. Um derartige Verläufe abzumildern oder zu vermeiden, sind der Phantasie und dem Engagement des Pflegepersonals keine Grenzen gesetzt.

Zur täglichen Dokumentation gehört die Kalorienbilanzierung. Wegen der großen Bedeutung des Problems haben wir der „Ernährung" ein eigenes Kapitel gewidmet.

Der operierte Brandverletzte ist wenigstens für einige Tage postoperativ immobil. Ist er nicht mehr intubiert, so muß eine Pneumonieprophylaxe durchgeführt werden. Oft reicht die Atemtherapie mit einem Giebel-Rohr. Ist diese nicht ausreichend, so werden maschinell unterstützte Therapien – z. B. CPAP-Atmung mit dem Inhalog – eingesetzt.

Unabhängig vom Allgemeinzustand des Patienten kommt der Oberflächenbehandlung weiterhin eine große Bedeutung zu. Sie richtet sich danach, ob Hautareale noch nicht operiert wurden, ob Transplantationen vorgenommen wurden, ob sich Spalthautentnahmestellen finden, oder ob nach Transplantationen verpflanzte Haut zugrunde gegangen ist und erneut Defekte aufgetreten sind.

Im folgenden werden die pflegerischen Maßnahmen der einzelnen Flächen getrennt beschrieben. Es ist jedoch selbstverständlich, daß bei ein und demselben brandverletzten Patienten oft mehrere unterschiedliche Oberflächenmaßnahmen parallel durchgeführt werden müssen.

Grundsätzlich werden die am wenigsten kontaminierten Flächen zuerst versorgt. Die Pflege von Transplantaten findet vor dem Wechsel der Verbände an noch nicht operierten Arealen statt. Beim Wechsel der zu pflegenden Oberflächenregion werden Instrumente und Handschuhe gewechselt.

11.2 Vorbereitung des Verbandtisches

Der Verbandtisch wird von einer „sterilen" Schwester unter Assistenz eines „unsterilen" Springers wie im Operationssaal vorbereitet. Die Arbeitsfläche wird zunächst desinfiziert. Es wird ein steriles, wasserfestes Tuch aufgelegt. Darüber gelangt ein ausreichend großes steriles Op.-Tuch. Der Tisch wird mit folgenden Materialien und Instrumenten bestückt:

- 2 Nierenschalen,
- Op.-Handschuhe,
- 10 Mullkompressen 30 × 40 cm,
- 6 sterile wasserfeste Tücher,
- einige Mullbinden,
- einige elastische Binden,
- Fettgaze,
- Instrumente des Hautsiebes (s. unten),
- Watteträger für Wundabstriche,
- Kanüle und Spritze.

Inhalt des „kleinen" Hautsiebes:

- 1 Verbandstoffschere (klein),
- 1 gebogene Schere (klein),
- 1 gerade Schere (klein),
- 1 Lexerschere,
- 1 Adsonpinzette,
- 2 anatomische Pinzetten,
- 1 chirurgische Pinzette,
- 2 Moskitoklemmen.

Inhalt des „großen" Hautsiebes
(zusätzlich zum „kleinen" Sieb):

- 2 Cooper-Scheren,
- 1 Kocher-Klemme,
- 2 anatomische Pinzetten (Semken, groß),
- 1 anatomische Pinzette (Semken, klein),
- 1 große Verbandstoffschere.

11.3 Vorbereitung des Patienten

Der Patient muß auf den Verbandwechsel vorbereitet werden. Ihm muß die Notwendigkeit dieser oft langdauernden Maßnahme in verständlicher Form mitgeteilt werden. Wir weisen darauf hin, daß der bevorstehende postoperative Verbandwechsel keineswegs so schmerzhaft sein wird, wie die ihm bekannten präoperativen Maßnahmen. Es ist sehr wichtig, dem Patienten die Angst vor den jetzt häufiger vorzunehmenden Verbandwechseln zu nehmen. Sind schmerzhafte Manipulationen abzusehen, so wird der Patient ausreichend analgesiert. Erscheint eine weitgehende Analgesierung nicht notwendig, so sollte der Patient vor dem Verbandwechsel essen. Er wird nach einem ausgedehnten Verbandwechsel zur Nahrungsaufnahme zu erschöpft sein.

11.4 Postoperativer Verbandwechsel

Mit der Verbandstoffschere werden die obersten Verbandschichten aufgeschnitten. Wir wickeln die Verbände nie ab, da die Keimverschleppung auf ein Minimum reduziert werden soll. Die Verbände werden entfernt und die benutzten Instrumente abgeworfen. Finden sich neben transplantierten Flächen noch nekrotische Hautareale, so bleiben die letzteren zunächst verbunden, und es schließt sich der Verband über den Transplantaten an.

Hierzu werden frische Handschuhe angelegt. Es werden jetzt die Verbandschichten unmittelbar über den Transplantaten entfernt. Beim Entfernen der Fettgaze ist darauf zu achten, daß keine Scher- oder gar Zugkräfte auf die Transplantate ausgeübt werden. Sie würden sonst vom Wundbett, mit dem sie noch nicht fest verwachsen sind, abgehoben und gingen zugrunde. Blutungen sind beim Entfernen der Gaze sorgfältigst zu vermeiden (Farbbild 11; S.58). Das Aussehen der Transplantate wird nun beurteilt. 4-5 Tage nach der Operation haben die Transplantate eine rosarote Färbung angenommen, wenn sie angehen. Infizierte Transplantate werden entfernt. Bei Gittertransplantaten wird Wundsekret oder Blut vom Verband aufgenommen. Bei nicht zu Gittertransplantaten aufgearbeiteter Spalthaut (sog. „sheets") kann es zu Sekret- oder Blutansammlungen unter der verpflanzten Haut kommen. Diese bilden Diffusionsbarrieren und können zum Untergang der Transplantate führen. Diese Blasen werden abpunktiert, so daß sich die Haut wieder am Wundgrund, von dem sie ja ernährt wird, anlegt. Die Transplantate werden nun vorsichtig mit feuchten Mullkompressen abgetupft.

Jetzt schließt sich der neue Verband an. Zunächst wird Fettgaze aufgelegt. Diese sollte kein Antibiotikum enthalten. Es folgen trockene Mullkompressen, die mit Mullbinden fixiert werden.

Sollen Lagerungsschienen angelegt werden, erfolgt eine Polsterung mit synthetischer Watte. Die Lagerungsschienen werden mit elastischen Binden festgebunden. Soll ohne Verwendung von Lagerungsschienen eine weitgehende Ruhigstellung erreicht werden, kann über die synthetische Watte eine Papierbinde unter mäßigem Zug gewickelt werden. Eine Mullbinde ergänzt den Verband.

Liegen noch nicht operierte Areale vor, so werden diese wie präoperativ behandelt.

Entnahmestellen werden postoperativ, sofern sie trocken sind, erstmals nach 12-14 Tagen schichtweise geöffnet. Die Entnahmestelle, die im Prinzip ja einer II.gradigen Hautläsion entspricht, heilt spontan in der angegebenen Zeit aus der Tiefe. Früher durchgeführte Verbandwechsel zerstören immer wieder das sich neu bildende Epithel. Nach 2 Wochen können die Verbände über den Entnahmestellen auch abgebadet werden. Haftet die Fettgaze noch fest auf der Entnahmestelle, so belassen wir sie auch über den 14. Tag hinaus. Wir tragen dann eine fetthaltige Creme auf, um die Ablösung zu erleichtern.

Den Abschluß eines jeden Verbandwechsels bildet die erneute korrekte Lagerung. Transplantierte und noch verbrannte Flächen werden hochgelagert, wenn möglich auch die Spalthautentnahmestellen.

Diese Verbandwechsel wiederholen sich, wenn keine Infektionen vorliegen, alle 2-3 Tage.

Sind Transplantate zugrunde gegangen und liegt ein infizierter Wundgrund vor, so muß der Defekt für eine erneute Transplantation vorbereitet werden. Auf die Defekte werden feuchte Kompressen gelegt, die das infizierte Wundsekret gut aufnehmen. Diese Kompressen werden häufig gewechselt. Sie können mit Kochsalzlösung 3% oder anderen desinfizierenden Lösungen (Savlonlösung, Silbernitrat, Povidonjodlösung) getränkt werden. Die infizierten Defekte werden täglich inspiziert. Engmaschige bakteriologische Kontrollen sind notwendig.

Bisher haben wir die geschlossene postoperative Behandlung beschrieben. In speziellen Zentren bei Isolierung des Patienten werden die transplantierten Flächen postoperativ offen behandelt. Bei dieser Technik müssen die Transplantate vor Austrocknung bewahrt werden. Zirkulär transplantierte Extremitäten müssen frei schwebend über eingebrachte Steinmann-Nägel hochgehängt werden. Der Vorteil der Methode besteht darin, daß die Transplantate ständig inspiziert werden können und Scherkräfte durch die Verbände nicht auftreten. Die Verbandwechsel entfallen. Für die Behandlung in offenen Stationen eignet sich die Methode jedoch nicht.

11.5 Mobilisierung des Patienten

Auch wenn die transplantierte Haut angewachsen ist, ist sie noch nicht belastbar. Läßt der Patient einen transplantierten Unterschenkel hinunterhängen, so blutet es unter die Transplantate, die dann zugrunde gehen. Mit der Belastung der Transplantate muß also einige Zeit gewartet werden. Transplantierte Hände können nach etwa 5 Tagen vorsichtig aktiv krankengymnastisch beübt werden. Transplantate an den unteren Extremitäten sind nach frühestens 2 Wochen belastbar. Aktive Bewegungsübungen im Liegen werden nach etwa 1 Woche aufgenommen. Soll der Patient mobilisiert werden, werden die Beine zunächst elastisch gewickelt. Ohne diesen Verband darf der Patient die Beine nicht hinabhängen lassen. Die Mobilisierung wird wie bei jedem längere Zeit bettlägrigen Patienten schonend mit zunehmender Belastung durchgeführt. Bei Patienten, die lange Zeit immobilisiert waren und kreislaufinsuffizient sind, eignet sich für das kontinuierliche Kreislauftraining das sog. Rhönradbett.

11.6 Vorbereitung zur Entlassung

Sind die Transplantate komplett und solide eingeheilt (Farbbild 12; S. 58), so wird der Patient auf die Entlassung vorbereitet. Noch auf der Station wird dem Patienten die notwendige Kompressionskleidung nach Maß angepaßt (Abb. 29). Die dauernde Kompression dient der mechanischen Verhinderung hypertropher

78   11 Postoperative Pflege

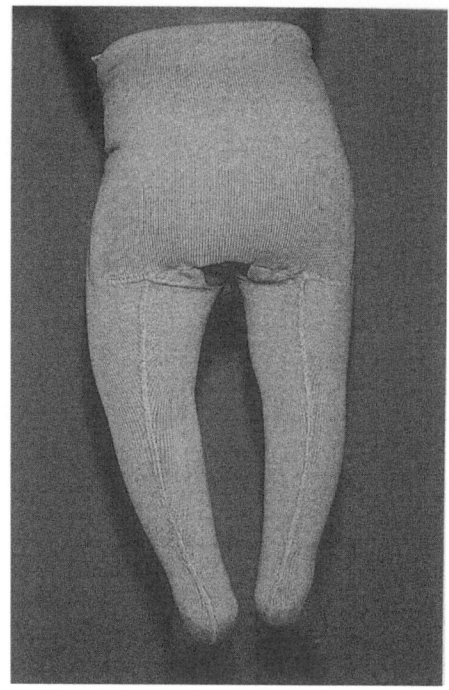

Abb. 29. Kompressionskleidung

Narben. Der Patient lernt, seine krankengymnastischen Übungen selbstständig durchzuführen. Die Pflege der Transplantate mehrmals täglich mit fetthaltigen Salben wird von ihm selbst vorgenommen. Nach komplettem Verschluß der defekten Körperoberfläche kann der Patient dann in ambulante Weiterbetreuung entlassen werden.

12 Ernährung

Es wurde schon mehrfach betont, daß der Brandverletzte posttraumatisch aufgrund seines Postaggressionsstoffwechsels in eine katabole metabolische Situation gerät. Diese Katabolie ist beim Brandverletzten um so wichtiger, als sie nicht nur wenige Tage anhält, sondern im Rahmen des u. U. Wochen und Monate währenden Therapiezeitraums so weit an die Substanz des Patienten gehen kann, daß es zu lebensbedrohlichen Komplikationen und letztendlich in Verbindung mit anderen Einflüssen zum Tode des Patienten kommen kann. Wir haben daher dem Problem der Ernährung ein eigenes Kapitel gewidmet. Dies soll auf die eminente Bedeutung hinweisen, die wir der Zuführung unterschiedlicher lebensnotwendiger Substanzen und Kalorien bei diesen Patienten beimessen.

Ein wesentlicher Wert zur Messung des Erfolgs der Ernährung stellt die Gewichtsbestimmung dar. Der Brandverletzte wird, bevor weitere Maßnahmen an ihm vorgenommen werden, gewogen. Wir erhalten so sein reguläres Ausgangsgewicht. Im Verlauf der nächsten Stunden und 2–3 Tage nach dem Trauma wird der Patient erheblich an Gewicht zulegen. Diese Gewichtszunahme geht auf das Konto der Ausbildung des Verbrennungsödems. Sie hat also mit Substanzzunahme nichts zu tun. Demzufolge wird die Gewichtszunahme auch in der Primärtherapiephase als Gradmesser für die Flüssigkeitseinlagerung gewertet.

Mit Rückresorption des Verbrennungsödems nach 48 bis 72 h und Ausscheidung der rückresorbierten Flüssigkeitsmenge durch die Niere wird das gemessene Körpergewicht wieder abnehmen. Bis zu diesem Zeitpunkt messen wir also lediglich Flüssigkeitsverschiebungen.

Im weiteren Verlauf der Verbrennungskrankheit kommt es jedoch zu einer weiteren Gewichtsreduktion, die nun wirklich auf die Verminderung der Körpersubstanz zurückzuführen ist. Eine Reduktion des Körpergewichtes um 10 oder 15% beim schwer Brandverletzten ist keineswegs die Ausnahme. Es lassen sich Verminderungen des Körpergewichts um bis zu 30% registrieren. Diese erscheinen dann jedoch als bedrohlich.

Bei der Reduktion des Körpergewichts wird nicht nur ein abstrakter Parameter verändert. Die Gewichtsabnahme werten wir als Indikator für den Abbau von Proteinen, im wesentlichen Muskulatur, aber selbst Strukturproteine, die für wesentliche Stoffwechselvorgänge benötigt werden, fallen hierunter. Infektionen und verzögerter Wundverschluß fördern diese Entwicklung. Andererseits kommt es bei entsprechender kataboler Stoffwechselsituation auch zur schlechteren Einheilung der Transplantate. Man provoziert so einen Circulus vitiosus. Kann dieser nicht durchbrochen werden, so wird der Patient unweigerlich sterben.

Somit stellt die Zufuhr entsprechender Nährstoffe und Kalorien ein ganz wesentliches Problem dar. Die entscheidenden Maßnahmen anordnen kann der Arzt. Die erfolgreiche Durchführung gelingt ausschließlich der Pflegekraft. Wie weitreichende Bedeutung wir diesem Problem der Ernährung des Brandverletzten zumessen, zeigt alleine die Tatsache, daß jede spezielle Intensivstation für Brandverletzte mit einer eigenen Patientenküche ausgerüstet ist.

Das Prinzip der Ernährung Brandverletzter läßt sich folgendermaßem zusammenfassen:

> Wann immer möglich und vertretbar, sollte der Brandverletzte unabhängig von der Ausdehnung seiner Verbrennung oral ernährt werden!

Diese Feststellung ist leicht getroffen. Um so schwieriger ist sie zu realisieren. Der Brandverletzte ist in aller Regel kein Intensivpatient im eigentlichen Sinne. Er ist ein intensiv pflegebedürftiger Patient. Demzufolge ist die orale Nahrungszufuhr durchaus zumutbar. Wir haben jedoch im Rahmen der Beschreibung der pathophysiologischen Veränderungen, bedingt durch die Verbrennungskrankheit, darauf hingewiesen, daß bei ausgedehnt Brandverletzten unmittelbar postoperativ eine Darmatonie auftreten kann. Diese sollte nicht dazu führen, daß man einen Patienten von 30 oder 40% verbrannter Körperoberfläche grundsätzlich parenteral ernährt.

Die enterale Ernährung wird zunächst angestrebt. Durch orale Nahrungsaufnahme kann der Patient seine Stoffwechselsituation durch Resorption besser steuern, als jeder Intensivmediziner dazu in der Lage wäre. Es ist ein Allgemeinplatz, daß die orale Nahrungsaufnahme die beste Magenulkusprophylaxe darstellt. Bei der in letzter Zeit diskutierten Translokation (dieses Problem wird ebenfalls im Kapitel „Pathophysiologische Veränderungen" beschrieben) scheint sich die enterale Ernährung positiv auszuwirken. Wir empfehlen demzufolge die frühestmögliche orale Nahrungszufuhr.

Der Brandverletzte wird, wenn er dazu aufgefordert wird und die Erlaubnis dazu erhält, auch in der Primärphase nach Bedarf reichlich trinken. Nach 48 h können ihm dann mit entsprechenden Milchshakes Kalorien in großer Menge zugeführt werden.

Wir empfehlen, dem Patienten fetthaltige Milch, evtl. versetzt mit Sahne, anzubieten. Diese Milch kann, soweit der Patient das toleriert, mit Traubenzucker angereichert werden. Zur Geschmacksmodifizierung fügen wir passierte Früchte, etwa Bananen, Erdbeeren oder Himbeeren hinzu. Setzt dann eine geregelte Darmtätigkeit ein, so kann ein Kostaufbau vorgenommen werden. Der Patient sollte nach eigenem Wunsch beköstigt werden. Hierzu dienen die entsprechend eingerichteten Patientenküchen.

Die Unterstützung einer Diätassistentin, die im Gespräch mit dem Patienten gewünschte Speisen aussuchen kann, ist ausgesprochen vorteilhaft. In diesem Falle bedeutet der Terminus Diätassistentin nicht Hilfe bei der Auswahl niederkalorischer, sondern extrem hochkalorischer Kost. Der Patient sollte seine Wunschkost auch zu jedem beliebigen Tages- und Nachtzeitpunkt erhalten können. Sind die gewünschten Mahlzeiten nicht in der Patientenstationsküche zuzubereiten, so lassen wir unseren Patienten gewünschte Speisen auch aus nahegelegenen Restaurants bringen.

Wir sehen die Formen der Nährstoff- und Kalorienzufuhr in einer hierarchischen Ordnung. Die Basis bildet die orale Ernährung, wann immer möglich. Ein erhebliches Problem beim nichtintubierten Patienten bildet die Abneigung gegen Nahrungsaufnahme. Diese kann man versuchen, psychologisch zu umgehen. Man wird den Patienten hier jedoch nicht überlisten können. Oberbauchatonien können oft durch Gabe von Paspertin behoben werden.

Bleibt die Abwehr des Patienten gegen eine orale Nahrungsaufnahme, so sehen wir als zweitbeste Möglichkeit der Kalorienzufuhr die enterale Ernährung.

Die enterale Ernährung wird über eine entsprechend plazierte Magensonde durchgeführt. Wir plazieren das Endlumen dieser Sonde im Magen. Wenn möglich, ziehen wir eine Bolusgabe der kontinuierlichen Zufuhr der Sondennahrung vor. Grundsätzlich möchten wir vor der Verabreichung von Sondennahrung abraten, die in der eigenen Krankenhausküche hergestellt wurde. Sie ist sehr häufig bakteriell kontaminiert, führt zu Diarrhöen und schließlich zum Abbruch der Therapieform.

Es sind mittlerweile viele verträgliche Sondennahrungen kommerziell erhältlich. Die Wahl der Sondennahrung bleibt dem Therapeuten in Absprache mit der Schwester bzw. der Diätassistentin überlassen. Prinzipiell möchten wir folgende Regel aufstellen: Die Sondennahrung soll nach Abschluß der Ödemphase, d. h. nach etwa 48 h begonnen werden. Die Sondennahrung soll beginnend mit 30 ml alle 4 h langsam aufgebaut werden. Ist die Ernährung über die Magensonde nicht ausreichend, so wird sie durch eine parenterale Ernährung ergänzt. So früh wie möglich soll die Sondennahrung durch eine orale Ernährung abgelöst werden.

Als diffizilste und problematische Steuerung der Ernährung sehen wir die parenterale Ernährung an. Als Indikation für die parenterale Kalorien- und Aminosäure- bzw. Kohlenhydratzufuhr sehen wir nur den intubierten Patienten in der Frühphase und den anders nicht zu ernährenden Patienten an. Ist die orale oder die enterale Ernährung über die Magensonde nicht möglich oder nicht ausreichend, so wird sie durch eine entsprechende parenterale Zufuhr ergänzt oder ersetzt.

Die rein parenterale Ernährung, wenn sie sich als unbedingt notwendig erweist, beginnt etwa 48 h nach dem Trauma. Von diesem Zeitpunkt an führen wir nicht nur eine Flüssigkeits- sondern auch eine Kalorienbilanzierung täglich durch. Hierzu ist es natürlich nötig zu wissen, welche Art der Nährstoffe und wieviel Kalorien der Patient benötigt.

Der menschliche Organismus erhält seine Energie durch Oxidation organischer Substanzen. Dabei entsteht Wärme, die als Maß für die Energieproduktion gewertet werden kann und die als direkte Kalorimetrie bei der Grundumsatzbestimmung genutzt wird. Diese Meßmethode ist bei Intensivpatienten nicht praktikabel.

Die indirekte Kalorimetrie mißt die Kohlendioxidbildung im Verhältnis zum dabei verbrauchten Sauerstoff. Hieraus läßt sich mit ausreichender Exaktheit der Energieverbrauch und damit der Bedarf ermitteln.

Für den klinischen Alltag reichen Kalorienschätzungen aufgrund von Erfahrungswerten. Die Verstoffwechselung wird dann geprüft, und so viele Kalorien wie möglich werden zugeführt.

Wir gehen von einem täglichen Kalorienbedarf aus, bei dem dem Grundumsatz etwa 50% zugerechnet werden. Pro 24 h sind wir bemüht, einem Erwachsenen mit einem Körpergewicht von 80 kg etwa 3500–5000 kcal zuzuführen. Der Patient benötigt aber neben den Energieträgern auch Aminosäuen, um den Proteinabbau kompensieren zu können.

Als Richtwert geben wir daher täglich:

1–4 g/kg KG Aminosäure,
12–18 g/kg KG Kohlenhydrate,
1–2 g/kg KG Fett.

Die Zufuhr von Fett halten wir beim Brandverletzten unter Berücksichtigung der Kontraindikationen für durchaus sinnvoll. Sowohl experimentelle als auch klinische Untersuchungen haben ergeben, daß die Fettverabreichung dem Patienten zugute kommt. Insbesondere ist darauf zu achten, daß dem Patienten essentielle Fettsäuren zugeführt werden.

Errechnet man den Gesamtkalorienbedarf des Patienten und subtrahiert davon die enteral zugeführte Menge, so verbleibt die absolut notwendige parenteral zuzuführende Kalorienmenge. Sie ist im Verhältnis 70:30 zwischen Kohlenhydraten und Fett aufzuteilen. Wir führen dem Patienten die Kohlenhydrate ausschließlich als Glukose zu. Als Stoffwechselparameter dient uns demzufolge auch die Bestimmung des Blutzuckerspiegels. Unter Hinzufügung von Insulin kann die Aufnahme von Glukose in die Zelle gesteigert werden. Bei nicht ansteigenden Glukosespiegeln erhöhen wir die Kalorienzufuhr kontinuierlich, bis der Scheitelpunkt erreicht ist.

Der Harnstickstoff zeigt eine Proteolyse an und stellt ein gewisses Maß für die anhaltende Proteinkatabolie dar.

Zur Kontrolle der Fettzufuhr dient der Triglyceridspiegel im Serum, der Normwerte nicht übersteigen soll.

Gewichtskontrollen des schwer Brandverletzten sind unbedingt einzuhalten. Hier können Übergänge von der katabolen in die anabole bzw. Rückfälle in die katabole Phase erkannt werden.

Auch der Zeitpunkt der Kalorienzufuhr scheint uns von wesentlicher Bedeutung zu sein. Natürlich kann eine parenterale Kalorienzufuhr über 24 h täglich aufrechterhalten werden. Ist der Patient jedoch weitgehend auf eine enterale Ernährung eingestellt, so werden Kurznarkosen und Streßsituationen im Rahmen von krankengymnastischen Übungsbehandlungen, Mobilisierungen oder Verbandwechseln mit der Nahrungsaufnahme interferieren. Hier ist eine sorgfältige Planung notwendig.

Ist keine Narkose beabsichtigt, so sollte der Patient zunächst essen, bevor ein Verbandwechsel durchgeführt wird. Die, wie beschrieben, oft langdauernden Verbandwechsel oder krankengymnastischen Maßnahmen können den Patienten so erschöpfen, daß er dann für Stunden zu einer Nahrungsaufnahme nicht mehr fähig ist. Die Verabreichung der Nahrung hat also integrativer Bestandteil der

Pflege des Brandverletzten zu sein. Wir möchten die pointiert formulierte Behauptung aufstellen:

> Die Qualität der Gesamtpflege des Brandverletzten läßt sich auch daran messen, wieviele Kalorien der Patient oral zu sich nimmt, gemessen an dem Anteil der parenteral zuzuführenden Kalorienmenge.

Es soll noch die Zufuhr von Vitaminen und Spurenelementen angesprochen werden. Hierzu liegen keine guten klinischen Untersuchungen vor. Wir halten jedoch die Überprüfung von Magnesium, Phosphor und Eisen laborchemisch für sinnvoll. Diese Substanzen sollten bei Defiziten substituiert werden. Ferner substituieren wir ein Multivitamingemisch und fettlösliche Vitamine.

Die Ernährung des schwer Brandverletzten und damit die Durchbrechung der katabolen Stoffwechsellage stellt extreme Anforderungen an die Ernährungsformen. Durch Sachkenntnis, Geduld und Engagement kann besonders das beteiligte Pflegepersonal dieses ausgesprochen wichtige Problem der Therapie im Rahmen der Pflege schwer Brandverletzter einer Lösung näherbringen.

13 Hygieneaspekte

Die Haupttodesursache des Brandverletzten sind heute die systemische Infektion und Komplikationen bei einer Sepsis. Der Brandverletzte weist einerseits eine u. U. riesige Wundfläche in Form der verbrannten Haut auf. An der anderen Seite ist er in seiner Fähigkeit, sich mit Infektionserregern auseinanderzusetzen, im Rahmen der Verbrennungskrankheit deutlich eingeschränkt.

Intubierte und beatmete Brandverletzte sind über die sog. „air born pneumonia", die Infektion der Lunge über den Tubus, zusätzlich gefährdet. Die invasive Diagnostik und Therapie über häufig mehrere Zugänge stellen weitere Infektionsquellen dar. Um den Patienten vor Infektionen zu schützen, werden schwer Brandverletzte auf speziellen Intensivstationen betreut. Diese Intensivstationen sind nach unserem Verständnis nicht eigentlich Einheiten, in denen Patienten behandelt werden, deren Vitalfunktionen stabilisiert werden müssen, die also aufgrund des Versagens eines oder mehrerer Organsysteme gefährdet sind, sondern eigentlich Intensivpflegestationen. Hier werden auch Patienten aufgenommen und behandelt, die aufgrund ihrer Verbrennung kein Organversagen zeigen, die aber erheblich infektgefährdet sind.

Im folgenden Kapitel sollen die wesentlichen Ursachen, die zur Ausbildung von Infektionen führen können, und die Gesichtspunkte, die zur Verhinderung von Infektionen bedeutungsvoll sind, dargestellt werden.

Der Brandverletzte ist über 2 Infektionsquellen gefährdet:

1. die endogene Flora,
2. nosokomiale Infektionen.

Jeder Patient hat seine physiologische und notwendige Keimflora. Diese findet sich natürlich auch beim Brandverletzten zum Zeitpunkt des Unfalls. Im wesentlichen sind der Magen-Darm-Trakt, der Rachen und die Körperoberfläche mit Keimen besiedelt. Diese werden als physiologisch und apathogen angesehen. Verändert sich jedoch die Abwehrlage nach einer schweren Verbrennung, so können auch an sich apathogene Keime für den Patienten gefährdend, ja lebensgefährlich werden.

Die 2. Gruppe der Infektionen stellen die erworbenen Infektionen im Rahmen der Behandlung im Krankenhaus dar. Diese Erreger fliegen nicht durch die Luft auf den Patienten. Die wichtigste Infektionsquelle stellen Ärzte und das Pflegepersonal dar, die den Patienten berühren.

> Die „heilenden" Hände sind das Schiff, auf dem die Bakterien segeln!

Dieser Tatsache muß sich jeder, der einen Brandverletzten behandelt, gleichgültig ob Chirurg, Anästhesist, Schwester, Krankengymnast, Ergotherapeut oder betreuender Angehöriger immer wieder bewußt sein. Abgesehen von der endogenen Flora sind wir, die den Patienten heilen wollen, die Quelle seiner Infektionen. Der Schlüssel zum Erfolg liegt letztendlich daher in der Disziplin jedes einzelnen und der Kontrolle jedes Mitglieds des Behandlungsteams durch jedes andere.

In diesem Kapitel soll noch einmal auf das Verhalten auf der Station und die Arbeit am Patienten eingegangen werden. Es wird die Infektprophylaxe am Patienten sowie das bakteriologische Monitoring des Patienten, des Personals und der Umgebung beschrieben. Zum Schluß soll auf einige Gesichtspunkte der Reinigung und der Besucherregelung eingegangen werden.

13.1 Verhalten auf der Station

Die Station für Brandverletzte wird über eine Personalschleuse betreten. Hier wird sämtliche Privat-oder Klinikkleidung bis auf die Unterwäsche abgelegt. Nach Desinfektion der Hände wird die Station in farbiger Schutzkleidung, Kopfhaube und Schuhen, die nur auf der Station getragen und regelmäßig gereinigt werden, betreten. Schmuck an den Händen und Armen sowie Armbanduhren sind auf der Station verboten. Nur so ist eine sinnvolle Desinfektion der Hände und Unterarme durchführbar.

Der Patient befindet sich in einem eigenen klimatisierten Behandlungszimmer. Vor Betreten des Zimmers werden die Hände mit einer Desinfektionslösung gewaschen. Die Türen müssen sich über einen Kontakt öffnen lassen, der mit der Hüfte, dem Fuß oder dem Knie betätigt wird, damit die Verbreitung von Keimen über die Hände und Türklinken oder Kontaktschalter vermieden wird.

Im Zimmer des Patienten wird zusätzlich ein Mundschutz getragen. Beim Verhalten im Zimmer ist nun zu unterscheiden, ob am Patienten gearbeitet werden soll, d. h. ob dieser durch Verrichtungen mit Bakterien kontaminiert werden kann, oder nicht. Das Prinzip des hygienischen Verhaltens beim Schwerbrandverletzten besteht nicht darin, am Brandverletzten steril zu arbeiten. Das ist natürlich nicht möglich, da der Patient selbst kontaminiert ist. Das Verhalten soll darauf ausgerichtet sein, jedes Herantragen von Keimen an den Patienten zu verhindern und weiter die Verschleppung der patienteneigenen Keime in die Station und auf andere Patienten zu unterbinden.

Zur Arbeit am Patienten wird grundsätzlich ein steriler Kittel übergezogen und sterile Op.-Handschuhe angezogen. Erst jetzt darf der Patient berührt werden. Kontakt mit dem Patienten heißt jedoch auch Kontakt mit dem Bett, in dem der Patient liegt und Kontakt mit sämtlichen Schläuchen, Infusionssystemen, Überwachungskabeln, an denen der Patient hängt. Abbildung 30 soll dieses Prinzip verdeutlichen. Sämtliche weiß dargestellten „bakteriologischen Tabuzonen" sind ausschließlich in steriler Kleidung mit sterilen Handschuhen zu berühren.

Wird dagegen irgend ein anderer Gegenstand im Zimmer – und hierzu zählt z. B. auch der Alarmknopf am Überwachungsmonitor – angefaßt, so sind vorher

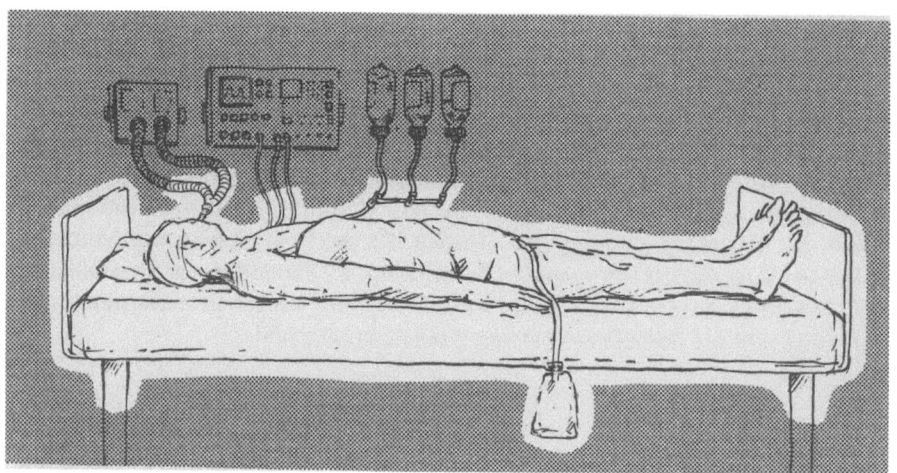

Abb. 30. „Bakteriologische Tabuzonen" des Patienten

die Handschuhe auszuziehen. Arbeitet man am Patienten und es gibt einen Alarm an einer Infusionspumpe oder an einem Beatmungsgerät und man greift mit der behandschuhten, jetzt kontaminierten Hand, an diesen Alarmknopf, so wird das Gerät ebenfalls mit den Erregern kontaminiert. Bei nächster Gelegenheit greift dann ein anderes Mitglied des Behandlungsteams unbehandschuht an diesen Knopf und trägt die Patientenkeime in die Station und zu anderen Patienten. Es muß also eine strikte Trennung zwischen Patient und unmittelbarer Patientenumgebung, die nur mit Handschuhen berührt werden darf, und der weiteren Umgebung gezogen werden.

Sollen Verbandwechsel durchgeführt werden oder sind sonstige Zureichungen zu machen, so hat die Schwester, die „steril" am Patienten arbeitet einen „unsterilen" Springer wie im Operationssaal, der diese Zureichungen macht. Auch der Anästhesist, der Medikamente intravenös verabreicht oder in den Dreiwegehahn appliziert, ist gezwungen, dies unbedingt unter aseptischen Bedingungen vorzunehmen. Die Spritzen sind steril anzureichen.

Alle Mitarbeiter, die in ein Patientenzimmer hineingehen, aber nicht direkt am Patienten arbeiten, ziehen sich keinen Kittel und keine Handschuhe an. Sie dürfen außer den in der Abbildung weiß dargestellten Areale alles anfassen. Sie dürfen sich aber z. B. auch nicht an das Patientenbett anlehnen. Die Einhaltung dieser Regeln unterliegt der strikten Kontrolle jedes Mitarbeiters. Jede Schwester, jede Krankengymnastin kontrolliert jeden Kollegen und jede Kollegin und ist natürlich auch berechtigt und verpflichtet, jeden ärztlichen Mitarbeiter und auch den Chefarzt auf Regelverstöße hinzuweisen.

Nur absolute Disziplin über 24 h am Tag kann zur Infektreduktion führen!

Nach Verlassen des Patientenzimmers (hierbei wird der benutzte Kittel und die Handschuhe im Abwurf im Zimmer belassen) werden wiederum Hände und Unterarme desinfiziert. Sollte bei Arbeiten am Patienten der Kittel durchfeuchtet sein, so ist auch die darunter befindliche Schutzkleidung als kontaminiert anzusehen und muß vor Aufsuchen eines anderen Raumes auf der Station gewechselt werden.

Wir sind uns sehr wohl darüber im klaren, daß solch ein Verhaltenskodex auch Schwachstellen aufweist. Es ist die Aufgabe eines jeden, diese aufzuspüren und mit Phantasie auszumerzen. Die Schwachpunkte können nicht dazu herangezogen werden, um das ganze System in Frage zu stellen.

13.2 Bakteriologisches Monitoring

13.2.1 Patient

Um die individuelle bakterielle Kontamination des frisch Brandverletzten zu erfassen, werden bei der Aufnahme Abstriche aus dem Nase-Rachen-Raum, vom Perineum, aus der Axilla, beim intubierten Patienten aus der Trachea sowie von den Wundflächen abgenommen. Diese werden der bakteriologischen Untersuchung zur Erreger- und Resistenzbestimmung zugeführt. Treten im späteren Verlauf Infektionen auf und sind die Erreger bekannt, so kann dann nach Kenntniss der Resistenzlage antibiotisch suffizient therapiert werden. Diese Abstrichuntersuchungen werden alle 2–3 Tage wiederholt, um ein aktuelles Bild der Kontamination zu haben.

Mit Abstrichen kann natürlich nur der Nachweis eines Keimes unabhängig von seiner Quantität erbracht werden. Die Zahl der Keime, die für die Gefährdung durch systemische Infektionen entscheidend ist, kann man so nicht ermitteln. Auf der anderen Seite sind Keime, die sich auf dem Schorf befinden, für den Patienten zunächst ungefährlich. Durchwandern sie jedoch den Schorf und gelangen sie in das an sich gesunde Subkutangewebe, so können sie dann über den Blutweg zu systemischen Infektionen führen. Im angloamerikanischen Schrifttum wird hierfür der Begriff der „burn wound sepsis" gebraucht. Diese „burn wound sepsis" tritt bei einer Keimzahl von mehr als 10^5 Keimen/g Gewebe auf.

Um diese Situation zu diagnostizieren, sind prinzipiell 3 Verfahren möglich. Man nimmt eine Biopsie vor und führt aus der entnommenen Probe entweder eine histologische Untersuchung, eine quantitative Keimbestimmung durch eine Verdünnungsreihe oder eine Untersuchung durch, in der man ähnlich einem Ausstrichpräparat Keime zählt.

Über die Aussagefähigkeit der einzelnen Methoden, über falsch-positive und falsch-negative Ergebnisse gibt es erhebliche Kontroversen in der Literatur. Die Entnahme einer Biopsie, die Anfertigung eines Gewebeausstrichs und die Schätzung der Keimzahl unter dem Mikroskop scheint die rascheste und zuverlässigste Methode zu sein. Wir führen diese Untersuchung vor jeder Operation und beim Verdacht einer „burn wound sepsis" durch. Die Biopsien können nach Unterspritzung mit einem Lokalanästhetikum gewonnen werden. Hierzu ist keine Narkose notwendig.

Beim intubierten Patienten werden regelmäßig Trachealsekretuntersuchungen auf Keime durchgeführt. Bei liegender Magensonde untersuchen wir auch den Magensaft bakteriologisch.

13.2.2 Umgebung

In 2-3monatigen Abständen werden Umgebungsuntersuchungen in den Patientenräumen und in sämtlichen Räumen der Station durchgeführt. Hierzu benutzen wir Blutagarplatten, mit denen Abklatschuntersuchungen vorgenommen werden. Wir richten unser Augenmerk insbesondere auf Räumlichkeiten und Gegenstände, an denen „Keimumschlagplätze" vermutet werden. Hierzu zählen Türklinken, Telefonhörer, Überwachungsmonitore, Griffe an Untersuchungsgeräten, am Kühlschrank und an der Kaffeekanne. Die Ergebnisse können deutlich Aufschluß über die Hygienedisziplin auf der Station geben. Sie sollten in Stationsbesprechungen immer wieder diskutiert werden.

13.2.3 Personal

Wir haben betont, daß die wichtigste Quelle für Neukontaminationen oder Kreuzinfektionen die Ärzte und das Pflegepersonal darstellen, die auf der Station tätig sind. Es erscheint daher auf diesen Abteilungen notwendig, daß sich auch das Personal einer bakteriologischen Kontrolle unterzieht. Wir führen alle 2–3 Monate Abstrichuntersuchungen aus dem Nasen-Rachen-Raum jedes Mitarbeiters durch, um Träger multiresistenter Keime zu ermitteln.

Außerdem werden Abklatschuntersuchungen der Hände situationsbezogen und ohne starres Schema vom Stationsarzt vorgenommen. Es hat sich gezeigt, daß allein das Bewußtsein, daß jederzeit eine Abklatschuntersuchung vorgenommen werden kann, die Hygienedisziplin verbessert.

13.3 Infektprophylaxe

Selbst bei größter Sorgfalt aller an der Behandlung Beteiligten wird kein Brandverletzter ohne Auseinandersetzungen mit Keimen, u. U. mit Infektionen, seinen stationären Aufenthalt beenden. Die von ihm selbst mitgebrachte endogene Keimflora gefährdet ihn an allererster Stelle. Sowohl aus dem Nasen-Rachen-Raum als auch aus dem Magen-Darm-Trakt können Erreger zu systemischen Infektionen führen. Zur Prophylaxe werden heute 2 Komplexe diskutiert.

Zum einen hat es sich gezeigt, daß die Ulkusprophylaxe mit H_2-Blockern, die ja zu einer Verschiebung des Magen-pH ins alkalische Milieu führt, die Keimbesiedlung des Magensafts erhöht. Besonders bei intubierten Patienten kann es so zur Vermehrung von Keimen, die sich ursprünglich im Nasen-Rachen-Raum finden, im Magen kommen. Diese Keime können dann durch sog. stille Aspiration am Tubus vorbei in die Lunge gelangen und hier zu Pneumonien führen. Die Ulkusprophylaxe mit H_2-Blockern konnte die Ulkushäufigkeit deutlich senken. Die Gesamtmortalität konnte jedoch nicht verändert werden. Die Reduktion der Mortalität durch Verringerung der Ulkusinzidenz wird durch eine höhere Pneumonierate mit u. U. auch tödlichem Ausgang ausgeglichen.

Es werden daher heute auf Intensivstationen bei beatmeten Patienten zur Ulkusprophylaxe Substanzen eingesetzt, die keine Verschiebung des pH-Werts im Magensaft bewirken. Hier ist als enteral zu verabreichende Substanz Sucralfat und als parenteral zu gebendes Präparat Pirenzepin zu erwähnen.

Das 2 endogene Erregerreservoir stellt der Darmtrakt dar. Wir haben im Kapitel „Pathophysiologische Grundlagen" auf die Problematik der Translokation hingewiesen. Hierunter versteht man das Durchwandern der Darmwand aufgrund der pathophysiologischen Veränderungen im Rahmen der Verbrennungskrankheit durch Keime, die sich im Darmlumen finden. Diese Keime gelangen dann in die Blutbahn und führen zu systemischen Infektionen. Man versucht diese Situation zu beherrschen, indem man eine sog. selektive Darmdekontamination durchführt. Hierzu werden Antibiotikakombinationen verabreicht, die insbesondere selektiv die aerobe, gramnegative Flora des Darmtraktes vernichten. Als Kombination werden zum Beispiel empfohlen:

Tobramycin	4×80 mg,
Polymixin	4×100 mg,
Amphotericin B	4×500 mg.

Klinische Studien haben die Wirksamkeit dieser selektiven Darmdekontamination bei polytraumatisierten Patienten gezeigt. Ergebnisse klinischer Studien bei Brandverletzten liegen z. Z. noch nicht vor. Diese Studien werden jedoch im Augenblick durchgeführt.

Zum Komplex der Infektprophylaxe des Brandverletzten gehört natürlich auch die Oberflächentherapie. Im entsprechenden Kapitel wurden die einzelnen zur Verfügung stehenden Präparate besprochen. Es soll auch hier noch einmal betont werden, daß die effektivste Infektprophylaxe beim Brandverletzten in der operativen Entfernung der Hautnekrose und der Defektdeckung durch Spalthauttransplantation besteht.

13.4 Aspekte der Reinigung

Ganz wichtig ist die Reinigung und Desinfektion im Bereich der Station und der Behandlungseinheiten. Den Reinigungskräften muß von allen Beteiligten des Behandlungsteams immer wieder klar gemacht werden, daß auch sie für das Wohl der Patienten und u. U. für deren Verschlechterung der Situation Verantwortung mittragen. In Bereichen wie der Intensivstation für schwer Brandverletzte ist die Reinigungskraft Mitglied des Teams. Das muß ihr vermittelt werden. Sie leistet eine wichtige, qualifizierte Arbeit und muß über die Grundzüge der Sepsis und Asepsis Kenntnisse vermittelt bekommen.

Die Patientenzimmer werden täglich gereinigt. Es wird eine Reinigung der Bodenflächen und des Waschbeckens vorgenommen. Gelangt der Patient zur Operation aus dem Behandlungszimmer, so wird eine Grundreinigung durchgeführt. Hierzu zählt die Wischdesinfektion aller Flächen, der Wände, der Türen, der Arbeitsplatten. Die Wischdesinfektion der Geräte übernimmt das Pflegepersonal.

Auch sämtliche Reinigungsarbeiten werden nur mit Handschuhen durchgeführt, um eine Kontamination der Hände wenigstens zu reduzieren.

Die Entsorgung von Verbandmaterial erfolgt in speziellen Entsorgungsbeuteln. Diese werden im Patientenzimmer verschlossen und sollten auf dem schnellstmöglichen Weg die Station verlassen.

Auch die Funktionsräume auf der Station werden täglich gereinigt. Natürlich müssen der Operationssaal und das Badezimmer bzw. der Aufnahmeraum nach jeder Benutzung einer entsprechenden Reinigung unterzogen werden. Da hier verschiedene Patienten behandelt werden, ist sowohl das Bad als auch der Operationsraum ein Ort, an dem es sehr leicht zu Kreuzinfektionen kommen kann. Nach jeder Benutzung durch einen Patienten ist hier eine gründliche Wischdesinfektion aller Flächen und Geräte vorzunehmen.

13.5 Besucherregelung

Jede Person, die in das Behandlungszimmer des Brandverletzten gelangt und Kontakt mit diesem aufnehmen kann, ist ein potentieller Keimüberträger. Dies gilt auch für Angehörige des Patienten. Man soll einen Patienten nicht über Wochen oder Monate isolieren und von seinen Verwandten und Freunden trennen. Die Besucherregelung muß jedoch relativ restriktiv gehandhabt werden. Wir empfehlen, einem Angehörigen den Zugang zum Patientenzimmer zu gestatten. Dieser Angehörige hat sich genauso umzuziehen und zu verhalten, wie jedes Mitglied des Behandlungsteams.

Der Besucher muß also auch vom Personal über die notwendigen Maßnahmen zur Verhinderung der Keimübertragung und Infektionsprophylaxe aufgeklärt werden. Auch er darf den Patienten nur mit Kittel und sterilen Handschuhen bekleidet berühren. Da auch der Besucher sich den disziplinarischen Regeln, die in diesem Kapitel beschrieben wurden, unterwerfen muß, diese aber aus seinem täglichen Leben nicht kennen kann, ist es nicht ratsam, mehr als einen Angehörigen zum Patienten zu lassen. Auf der anderen Seite können Angehörige z. B. im Rahmen der Ernährung des Brandverletzten wesentliche Hilfe leisten. Auch die psychische Situation des Patienten wird sich verbessern, wenn er den Kontakt zu wenigstens einem Angehörigen oder Freund aufrechterhalten kann.

Die hygienischen Probleme und Verhaltensregeln sind ausführlich beschrieben worden. Sie einzuhalten sollte sich jedes Mitglied des Behandlungsteams verpflichtet fühlen. Kleine, läßliche Vergehen gegen die aufgestellten Regeln gibt es nicht. Jeder Verstoß kann einer fahrlässigen Körperverletzung gleichgesetzt werden. Das soll in aller Schärfe dargestellt werden. Die Disziplin jedes Mitarbeiters schützt den Patienten vor der Infektion.

Ein hoher Antibiotikabedarf, eine hohe Infektionsrate, hohe Transplantatverlustraten aufgrund von Infektionen sind eine Kapitulationserklärung des Behandlungsteams.

Wer nicht diszipliniert genug ist, jede Handlung am Brandverletzten zu kontrollieren, gehört nicht in ein solches Team.

14 Besondere Verletzungen

In den folgenden Kapiteln sollen einige Verletzungsfolgen dargestellt werden, die entweder durch den Unfallmechanismus oder durch die Lokalisation Besonderheiten für die Pflege und Therapie aufweisen. Aufgrund der exponierten Lage und der funktionellen Wichtigkeit, sollen Verbrennungen des Gesichts und der Hände besprochen werden.

Die Inhalationsschäden, d. h. Schäden des Tracheobronchialsystems und des Lungenparenchyms durch Hitzeeinwirkung oder durch die Einatmung toxischer Substanzen, stellen im Rahmen der Brandverletzung die Traumafolge mit der höchsten Letalität dar. Daher wird auf die Problematik der Diagnostik und die Möglichkeiten der Behandlung eingegangen.

Elektroverbrennungen erscheinen auf den ersten Blick oft umschrieben und kleinflächig. Sie erweisen sich jedoch im weiteren Verlauf oft als extrem problematisch und führen nicht selten zu Amputationen.

Verätzungen scheinen von der Problematik her nicht in dieses Buch zu gehören. Sie werden im angloamerikanischen Schrifttum aber ganz berechtigt als „chemical burns" bezeichnet. Im Prinzip sind Hautnekrosen durch Verätzungen tief II.gradigen und III.gradigen thermischen Schäden durchaus gleichzusetzten. Einige wichtige Substanzen, die zu Hautläsionen dieser Art führen, sollen knapp besprochen werden.

14.1 Verbrennungen des Gesichts

Das Gesicht ist ein nahezu ständig exponierter Teil der Körperoberfläche. Über das Gesicht kommunizieren wir zum größten Teil mit unserer Umgebung. Durch das Erscheinungsbild des Gesichtsausdrucks, durch die Mimik, teilen wir uns einerseits unserer Umwelt mit. Andererseits empfangen wir die wichtigsten Kommunikationssignale mit Augen und Ohren. Beide Kommunikationsrichtungen können durch die Folgen einer Brandverletzung beeinträchtigt werden.

Verbrennungen des Gesichts führen – wohl neben denen der Hände – zu den stärksten psychischen Beeinträchtigungen des Patienten. Da die Integrität des Gesichts von extremer Wichtigkeit für unser Wohlbefinden ist, wird auf die Behandlung der Traumafolgen und die Reduzierung bleibender Schäden allergrößten Wert gelegt.

Bei der Aufnahme eines Brandverletzten, der auch thermische Schäden im Gesichtsbereich zeigt, achten wir zunächst auf Schäden der Augen. Die Beurteilung der Cornea durch den erstbehandelnden Arzt ist sehr wichtig. Im Rahmen des rasch auftretenden Verbrennungsödems wird es sehr häufig zu so erheblichen Schwellungszuständen kommen, daß schon innerhalb weniger Stunden ein Öffnen der Lider auch passiv nicht mehr möglich ist. Eine Diagnostik ist dann ausgeschlossen.

Es kommt jedoch außerordentlich selten zu thermischen Schäden der Cornea, da auch bei Explosionen rasch reflektorisch die Augen geschlossen werden. Recht deutlich erkennt man diesen Schutzmechanismus an der Ausbildung weißlicher „Krähenfüße" am lateralen Augenwinkel bei ansonsten geschwärztem Gesicht.

Bei Läsionen der Cornea ist der Patient rasch dem Augenarzt vorzustellen, ansonsten ist eine Therapie mit Fettcreme oder Augentropfen, z. B. Oleomycitin ausreichend.

Häufiger anzutreffen und durchaus nicht unproblematisch sind Verbrennungen der Augenlider. Hier stellt insbesondere das beweglichere und dünnere Augenoberlid eine Problemzone dar. Nekrosen im Bereich des Augenoberlids sind früh zu entfernen und operativ zu decken. Hierbei ist auf die Beweglichkeit des Oberlids Rücksicht zu nehmen. Eine einfache Spalthauttransplantation erscheint nicht ausreichend. Die Rekonstruktion des Oberlids sollte mit einer elastischen, dünnen Vollhaut vorgenommen werden. Die operative Versorgung hat schnell zu erfolgen, da Perforationen nach Verbrennungstrauma der Oberlider mit nachfolgenden Ulzerationen der Cornea beschrieben sind.

Im Bereich des Unterlids kommt es durch narbige Kontraktur infolge von Verbrennungen zu einem Ektropium. Dieses ist früh durch Hauttransplantation zu beseitigen. Von pflegerischer Seite ist darauf zu achten, daß der Patient wirklich einen Lidschluß vollführen kann. Es kommt sonst zu Austrocknungen der Cornea mit sekundären Schäden. Ist der Lidschluß unvollständig, so ist eine Benetzung der Cornea mit Fettcreme unbedingt erforderlich und dann schnellstmöglich die operative Versorgung indiziert.

Die früher geübte Technik der Tarsorrhaphie, der Vernähung der Augenlider, unmittelbar nach einer Verbrennung, ist heute verlassen. Nach einem Verbrennungstrauma kommt es zunächst immer zu Schwellungen und nie zu einem inkompletten Lidschluß, im Gegenteil können die Nähte der Tarsorrhaphie zusätzliche Schäden am Lidrand setzen.

Ebenfalls bei der stationären Aufnahme ist auf Verbrennungen der Nasenhaare, auf Ruß im Mundbereich und auf Heiserkeit zu achten. Dies können Hinweise für ein Inhalationstrauma sein. Im Detail wird auf die Problematik des Inhalationstraumas weiter unten eingegangen.

Da prinzipiell im Gesicht die Frühnekrektomie und plastische Deckung angezeigt ist, streben wir diese in jedem Fall bis zum 5. Tag an. Bis dahin hat sich das Ödem zurückgebildet, die Tiefe der Nekrose ist sicher beurteilbar, und eine Infektion hat in aller Regel noch nicht stattgefunden. Folgt man dem Prinzip der Frühnekrektomie, so resultiert daraus, daß gerbende Substanzen im Gesicht nicht verwendet werden. Wir benutzen zur Oberflächentherapie im Gesicht Silbersulfadiazin. Hierbei ist darauf zu achten, daß wirklich alle verbrannten Hautpartien und insbesondere die prominenten Areale wie Nase und Ohren gut mit der Creme

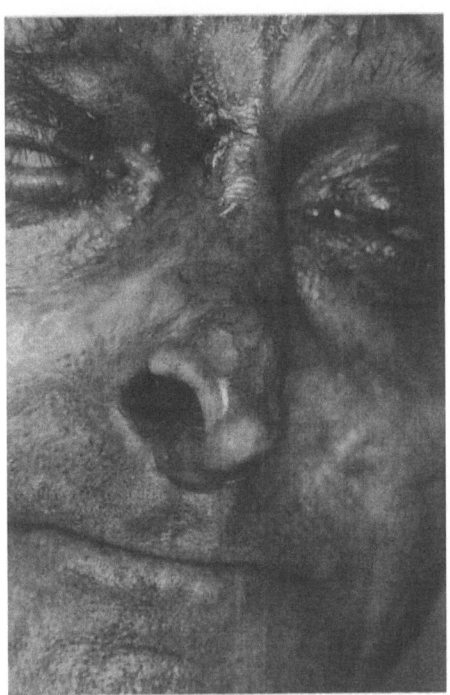

Abb. 31. Schädigung der Nasenflügel nach Verbrennung

bedeckt sind. Um eine sichere Abdeckung zu gewährleisten, bringen wir die Creme auf Fettgaze und legen einen kompletten Gesichts-Kopf-Verband an. Ansonsten würde die Creme durch die Körperwärme schmelzen und herabfließen. Ausgerechnet die exponierten Areale wie Nasen und Ohren würden dann von der Creme nicht mehr bedeckt; es käme zu Austrocknungen des Schorfes und möglicherweise zu rascher Exposition des unter der geschädigten Haut liegenden Knorpels. Dieser würde dann ebenfalls austrocknen; es käme zu Einschmelzungen und erheblichen Deformierungen, die später nur unter größtem plastisch-chirurgischen Aufwand zu beseitigen sind (Abb. 31).

Bei II.gradigen Verbrennungen des Gesichtes empfiehlt sich am 2.–3. Tag nach Bürstendébridement die Abdeckung der verbrannten Areale mit Fremdhaut. Es läßt sich so ein biologischer Verband aufbringen, der eine Infektion verhindert, für den Patienten sehr komfortabel ist und zu exzellenten kosmetischen Ergebnissen führt (Farbbilder 13–16; S. 103).

Generell ist im Rahmen der Erstversorgung bei Brandverletzungen des Kopf-Hals-Bereichs daran zu denken, daß es aufgrund der Ödemneigung auch zu Behinderungen der Atmung kommen kann. Die prinzipielle Intubation bei Verbrennungen im Gesicht ist nicht notwendig. Der Patient muß aber sehr sorgfältig beobachtet werden, wenn aus anderen Gründen keine Intubation vorgenommen wird, um rechtzeitig einen nasotrachealen Tubus applizieren zu können.

Da an die Ergebnisse der Therapie von Brandverletzungen im Gesicht höchste Ansprüche gestellt werden, gehört die Behandlung der Gesichtsverbrennung

94   14 Besondere Verletzungen

ausschließlich in die Hand des erfahrenen Plastischen Chirurgen. Spätestens 3 Tage nach dem Trauma muß dieser Patient dem plastischen Chirurgen vorgestellt werden. Nur dieser besitzt die notwendige Erfahrung, um die Entscheidung zwischen konservativer und operativer weiterer Therapie zu treffen. Diese Entscheidung hat am 3. Tag nach der Verletzung zu erfolgen, da dann auch die operativen Maßnahmen vorzunehmen wären.

Grundsätzlich soll noch einmal betont werden, daß eine qualifizierte Primärversorgung und Pflege u. U. später aufwendige plastisch-chirurgische rekonstruktive Maßnahmen verhindern kann. Traumafolgen im Gesicht aufgrund von Narbenbildungen, funktionelle Behinderungen, z. B. bei der Öffnung des Mundes, stellen erhebliche Stigmatisierungen für den Patienten dar. Sie führen fast ausnahmslos zu stärksten psychischen und sozialen Beeinträchtigungen.

14.2 Verbrennungen der Hände

Die Hände stellen, neben dem Gesicht, ein weiteres Kommunikationsorgan dar. Auch mit den Händen teilen wir uns mit, wir gestikulieren, wir gestalten mit ihnen unsere Umwelt. Auch die Hände werden von unseren Mitmenschen als Ausdruck unserer Persöhnlichkeit mit berücksichtigt und aufmerksam betrachtet. Narbige Veränderungen oder Teilamputationen können zu erheblichen kosmetischen, aber besonders auch funktionellen Einbußen führen. Da unsere Hände auch als Organ

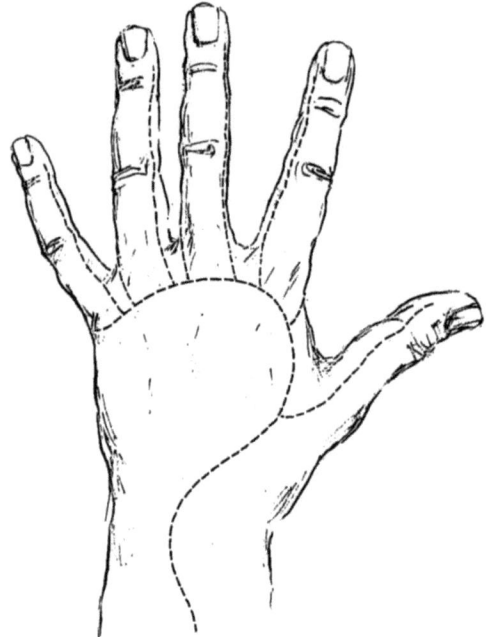

Abb. 32. Escharotomien an der Hand

zur Reizaufnahme, zum Begreifen, dienen, werden wir durch Verletzungsfolgen auch in diesem Bereich beeinträchtigt.

Grundsätzlich gilt bei Verbrennungen der Hände die gleiche Grundregel wie im Gesicht. Eine Gerbungsbehandlung ist nicht indiziert. Die Frühoperation, spätestens nach 5 Tagen, ist anzustreben.

Bei der Aufnahme ist eine sorgfältige Diagnostik notwendig. Es soll noch einmal auf die frühzeitige Escharotomie, die Durchführung von Entlastungsschnitten bei III.gradigen Verbrennungen, hingewiesen werden. Zeigt die Kontrolle der Akren eine periphere Minderdurchblutung, so sind so früh wie möglich die Escharotomien durchzuführen. Escharotomien an der Hand haben sich nach den Prinzipien der Schnittführung im Rahmen der Handchirurgie zu richten (Abb. 32).

Diese chirurgisch Erstmaßnahme kann oft Amputationen verhindern, die aufgrund von Sekundärschäden durch eine mangelhafte Durchblutung bei II.gradigen Verbrennungen verursacht werden.

In diesem Zusammenhang soll auch noch einmal die Spaltung des Karpaltunnels in Erinnerung gerufen werden.

Die primäre Oberflächenbehandlung nach Verbrennungen an der Hand besteht ebenfalls in der Anwendung von Silbersulfadiazin. Die Verbände können, entweder in Form eines Fingerverbands angelegt werden. Als sehr einfache und auch für den Patienten angenehme Methode hat sich die Füllung eines Baumwollhandschuhs mit Silbersulfadiazin erwiesen (Abb. 33). Dieser Handschuh wird dem Patienten dann über die verbrannte Hand gezogen und im Handgelenkbereich mit einer Mullbinde fixiert. Der wache Patient kann mit der so versorgten Hand krankengymnastische Übungen durchführen. So früh wie möglich sollte die Hand für die Verrichtungen des täglichen Lebens, z. B. beim Essen, eingesetzt werden. Ansonsten gilt das Prinzip der Hochlagerung der verbrannten Extremität.

Ist der Patient stark sediert oder aus sonstigen Gründen zur Durchführung einer krankengymnastischen Übungsbehandlung nicht in der Lage, so hat noch im Rahmen der Aufnahmeprozedur die Lagerung der verbrannten Hand auf Schienen zu erfolgen. Die Ruhigstellung geschieht heute in „intrinsic plus" Stellung. Auf die Art der Lagerung wird im Kapitel „Lagerung, Krankengymnastik, Ergotherapie" genauer eingegangen.

Im Rahmen der spätestens am 5. Tag vorzunehmenden operativen Versorgung der brandverletzten Hand können unterschiedliche Probleme auftreten. Prinzipiell versorgen wir oberflächlich II.gradige Verbrennungen der Hand, die fast aus-

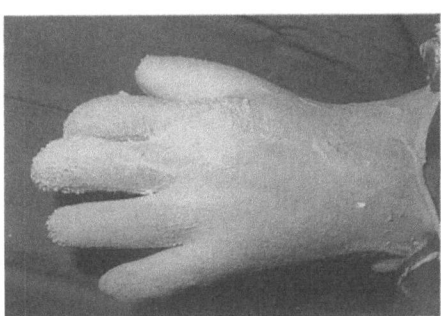

Abb. 33. Lokalbehandlung der verbrannten Hand

nahmslos den Handrücken betreffen, durch Débridement und Fremdhauttransplantation. Tief II.- und III.gradige Hautläsionen erfordern die Transplantation patienteneigener, also autologer Spalthaut. Wir vermeiden, diese Transplantate zu Gittertransplantaten aufzuarbeiten. Gittertransplantate halten wir lediglich bei älteren Patienten für vertretbar. Ansonsten bleibt die Gitterstruktur als kosmetisch störend für die restliche Lebensspanne des Patienten sichtbar. Die Transplantate sind ferner so aufzulegen, daß sich die Transplantatränder, an denen sich am ehesten später Narben bilden, im Verlauf der natürlichen Hautfalten liegen. Besonders die Zwischenfingerfalten sind sorgfältig zu transplantieren. Schon im Rahmen der Erstversorgung ist an die Narbenkontraktur bei entsprechend ungünstigem Verlauf, die Abflachung der Zwischenfingerfalten im Sinne von Schwimmhäuten zu denken (Farbbilder 17–19; S. 104).

Sind nach ausreichend tiefem Débridement spezifische Strukturen wie Sehnen oder Knochen freigelegt, so reicht eine Spalthauttransplantation nicht mehr. In diesen Fällen sind u. U. aufwendige Hautlappenplastiken in Form von Fern- oder Nahlappenplastiken notwendig. Beteiligungen der Gelenke können zu frühzeitigen Arthrodesen, operativen Einsteifungen, zwingen. Funktionelle Aspekte der Handchirurgie sind schon bei der Erstversorgung brandverletzter Hände zu berücksichtigen.

Daher gehört auch die brandverletzte Hand zur Behandlung in eine spezialisierte Abteilung. Unabhängig von der Ausbildung der thermischen Schädigung können nur so u. U. schwerste funktionelle Spätschäden verhindert werden.

14.3 Inhalationsschäden

Als Inhalationsschaden bezeichnet man Verletzungen des Tracheobronchialsystems und des eigentlichen Lungenparenchyms im Rahmen einer Verbrennung. Diese Schäden können thermisch, toxisch oder kombiniert auftreten. Die Einatmung heißer Gase oder heißer Luft kann zu Hitzeschäden an der Schleimhaut der Trachea und der Bronchien führen. Extreme Hitze, aber auch bei Bränden freigesetzte giftige Substanzen können zu Schäden im Alveolarbereich, am eigentlichen Lungenparenchym, führen (Abb. 34).

An allererster Stelle im Rahmen eines Inhalationstraumas ist die Kohlenmonoxidvergiftung (CO-Vergiftung) zu erwähnen. Todesfälle am Unfallort, die auf das Konto des Inhalationstraumas gehen, sind auf diese Intoxikation zurückzuführen. Zur Erstmaßnahme eignet sich ausschließlich die sofortige Beatmung mit O_2. Bei der Klinikaufnahme erfolgt bei Verdacht auf einen Inhalationsschaden auch die Bestimmung des CO-Hb. Patienten, die aus der brennenden Umgebung gerettet wurden und primär Sauerstoff erhielten, versterben, wenn sie die Klinik erreichen, nicht an einer CO-Vergiftung.

Für die Diagnostik eines Inhalationsschadens bietet die Anamnese schon wertvolle Hinweise. Befand sich der Patient längere Zeit in einem brennenden Raum oder auch in einem brennenden Auto, so ist an einen Inhalationsschaden zu denken. Klinische Hinweise können Verbrennungen des Gesichtes, der

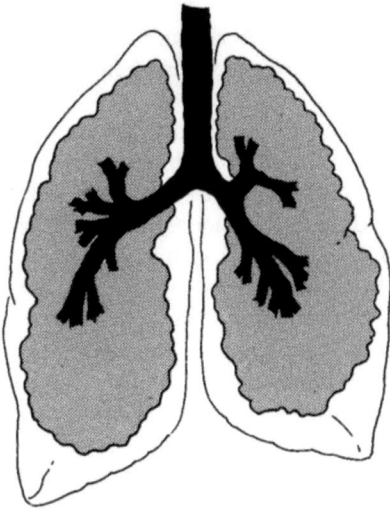

Abb. 34. Schematische Darstellung der Inhalationsschäden

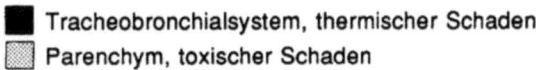
■ Tracheobronchialsystem, thermischer Schaden
▨ Parenchym, toxischer Schaden

Nasenhaare, Ruß in der Mundhöhle oder im Sputum, Heiserkeit und natürlich Luftnot sein.

Thermische Schäden des Tracheobronchialsystems lassen sich durch die Fiberbronchoskopie diagnostizieren. Hier zeigen sich Rußauflagerungen, Rötungen der Schleimhaut, ödematöse Veränderungen aber auch Schäden bis hin zu Nekrosen (Farbbilder 20–22; S. 105). Das Flimmerepithel des Tracheobronchialsystems wird hierbei geschädigt. Diese Zellen können dann ihre Aufgabe bei der Reinigung der Lunge nicht mehr wahrnehmen.

In Analogie zu den Verbrennungsgraden an der Haut wurde eine Einteilung der thermischen Inhalationsschäden in die Grade 1–3 vorgeschlagen. Die klinische Diagnose kann durch Biopsie durch den Arbeitskanal des Bronchoskops, die am besten aus der Carina entnommen wird, histologisch gesichert werden. Die optische Diagnose kann natürlich nur bis in Bereiche erfolgen, die man mit der Spitze des Bronchoskops erreicht.

Die eigentlichen Probleme entstehen bei Schädigungen des Lungenfunktionsgewebes, bei morphologischen Veränderungen im Bereich der Alveolarwand. Durch extreme thermische Einflüsse, die bis hierher gelangen, aber auch durch tiefes Einatmen toxischer Substanzen, die auch ohne thermische Schädigung der Trachealschleimhaut zu schwersten Veränderungen am Parenchym führen, kann es über zunächst funktionelle Veränderungen der Gasaustauschzone zwischen Alveolarinnenraum und Blutkapillaren über die Ausbildung eines interstitiellen Lungenödems zu bindegewebigen Umbauten und letztlich zum Lungenversagen kommen. Brennende Stoffe aus Holzimprägnierungen, Kunststoffen, Lacken, v. a. Polyvinylchloride können solche Lungenveränderungen hervorrufen.

Zur Diagnostik des thermischen Schadens des Tracheobronchialsystems hat sich heute allgemein die Fiberbronchoskopie durchgesetzt. Sie wird schon bei der

Aufnahme des Patienten durchgeführt. Hierzu ist nicht unbedingt eine Intubation erforderlich. Die Fiberbronchoskopie kann, wenn eine Intubation aus anderen Gründen nicht notwendig erscheint, auch in Schleimhautanalgesie vorgenommen werden.

Die Diagnostik des Lungenparenchymschadens stößt auf allergrößte Schwierigkeiten. Unmittelbar nach dem Trauma zeigen sich noch keine röntgenologisch faßbaren Veränderungen. Aufgrund der anatomischen Verhältnisse kann natürlich auch die Fiberbronchoskopie hier keine Aussage machen. Die Blutgasanalysen sind für Stunden nach dem Trauma, oft auch noch für Tage, durch die erheblichen Kompensationsmechanismen der Lunge und da die Entwicklung des Parenchymschadens eine gewisse Zeit erfordert, noch normwertig.

Computertomographie und Szintigraphie können Hinweise für das Vorliegen eines Inhalationsschadens bieten. Die diagnostischen Kriterien sind jedoch im wesentlichen tierexperimentell erarbeitet. Die notwendigen Diagnosegeräte sind zum einen nicht in allen entsprechenden Kliniken vorhanden. Zum zweiten ist es aber aus den bisher beschriebenen Gründen der Infektionsprophylaxe nicht vertretbar, in der Primärphase den Brandverletzten in Kombination mit einem möglichen Inhalationsschaden zu diesen Diagnosegeräten zu transportieren. Insofern haben diese diagnostischen Möglichkeiten für die Klinik keine Relevanz erlangt.

Tierexperimentelle und erste (vorsichtig zu interpretierende) klinische Ergebnisse scheinen jedoch frühzeitig Veränderungen der Zellausstriche aus einer sog. bronchoalveolären Lavage, die bei einer Bronchoskopie durchgeführt werden kann, zu bestätigen. Als Routinemethode hat sich diese Untersuchung noch nicht in der Klinik durchgesetzt.

Bei Vorliegen eines toxischen Inhalationsschadens, können die eigentlichen Noxen nicht mehr diagnostiziert werden. Für die weitere Behandlung erscheint das heute auch nicht relevant.

Nach Diagnostik eines thermischen Inhalationstraumas besteht die Therapie in der Intubation und sorgfältigen Bronchialtoilette, die mehrmals täglich unter sterilen Bedingungen durchzuführen ist. Wir ziehen die gezielte Bronchialtoilette unter bronchoskopischer Sicht der konventionellen Absaugung im Rahmen der Pflege vor.

Wie bereits beschrieben, kann der toxische Lungenschaden heute nicht frühzeitig genug diagnostiziert werden. Er kann aber auch keiner gezielten Therapie zugeführt werden. Die Behandlung besteht in der Intubation und maschinellen Beatmung. Die Aufgaben der Pflegekräfte erstrecken sich bei diesen Patienten auf die üblichen pflegerischen Maßnahmen eines beatmeten Patienten.

Es ist festzuhalten, daß es häufig auch unter dieser Therapie zu fortschreitenden Diffusionsstörungen kommt, die sich in Verschlechterungen der Blutgasanalysen zeigen. Bei ausgedehnten Parenchymschäden müssen wir trotz immer aggressiverer Beatmungstechnik mit einer Verschlechterung der Lungenfunktion rechnen, die schließlich im terminalen Lungenversagen endet. Unabhängig von der Ausdehnung der verbrannten Körperoberfläche wird die Letalität bei Patienten mit Inhalationsschaden in der Literatur mit 30–80% angegeben.

Die Schwierigkeiten der Diagnostik, die Problematik der Therapie und die schlechte Prognose erfordern in jedem Fall die Verlegung eines Patienten mit einem Inhalationstrauma in eine spezialisierte Abteilung.

14.4 Elektrotrauma

Bei Kontakt mit stromführenden Leitungen kann es beim Patienten zu Verletzungsmustern kommen, die eine Kombination aus Hitzeschaden und physikochemischen Schäden an unterschiedlichen Gewebsstrukturen darstellen. Der Hitzeschaden entsteht durch Umwandlung elektrischer Energie in Wärme. Stromart, Stromstärke, die Stromspannung, die Dauer des Durchflusses und der Gewebewiderstand unterschiedlicher Strukturen des Organismus bestimmen die Stärke der durch den Stromdurchfluß aufgetretenen Schädigung.

Die Spannung ist für die Ausdehnung des eigentlichen Hitzeschadens an der Haut und anderen Geweben verantwortlich. Es sollte eine Unterscheidung zwischen Hoch- und Niederspannung getroffen werden. Für die Verletzungen durch Hochspannungsstrom scheint die Grenze bei 1000 V zu liegen. Sie führen zu erheblichen Gewebenekrosen. Im Niederspannungsbereich kommt es durch Herzkammerflimmern oder Herzstillstand zu Todesfällen. Nach Hochspannungsunfällen kommt es typischerweise sekundär aufgrund der ausgedehnten Gewebeschäden oder primär durch Beeinflussung des Atemzentrums zum Tode.

Im Niederspannungsbereich weisen Gleich- und Wechselstrom unterschiedliche Effekte auf. Niederfrequenter Wechselstrom scheint erheblich gefährlicher zu sein als Gleichstrom. Diese Unterscheidung muß für Hochspannungsstrom nicht getroffen werden.

Auch die Strommenge, gemessen in Ampére (A), beeinflußt die Schwere der Verletzung. Bei verschiedenen Ampérezahlen kommt es zu unterschiedlichen Gwebereaktionen. Bekannt sind tetanische Muskelkontraktionen beim Kontakt mit einer Stromquelle, die das sog. „Hängenbleiben" am Stromleiter verursachen. Sie sind auf Kontraktionen der Beugemuskeln zurückzuführen, die bei Ampérezahlen über 15 mA auftreten. Ab 30 mA kann es zu Krämpfen der Atemmuskulatur, ab 60 mA zum Herzkammerflimmern kommen.

Ein ganz wesentlicher Parameter für die Ausdehnung der Gewebeschädigung ist der Widerstand unterschiedlicher Gewebe. Normalerweise tritt der Strom an einer Körperregion, etwa der Hand, ein, durchfließt den Körper und tritt z. B. am Fuß wieder aus. Der Widerstand resultiert dann aus der Summe des Hautwiderstandes an Ein- und Austrittsstelle plus der Widerstände, die die unterschiedlichen durchflossenen Gewebe dem Strom entgegensetzen.

Normalerweise ist die Haut ein recht guter Isolator. Wenn der Hautwiderstand hoch ist, findet sich ein bemerkenswerter örtlicher Gewebeschaden. Ist der Hautwiderstand jedoch gering, so überwiegen Defekte tiefer gelegener Strukturen. Der Hautwiderstand wird durch die Dicke der Haut und die Feuchtigkeit wesentlich mitbestimmt.

Unterschiedliche Gewebe weisen unterschiedlichen Widerstand auf. Nerven und Blutgefäße sowie Muskulatur haben einen relativ geringen Widerstand. Haut, dann Sehnen, Fett und letztlich Knochen weisen einen großen Widerstand auf.

Klinisch imponiert an der Haut oft eine Ein- und Austrittsmarke. Die Eintrittsstelle ist oft lederartig und sinkt unter das Niveau der umgebenden Haut (Farbbild 23; S. 106). Demgegenüber ist die Austrittsstelle manchmal etwas erhaben.

Stromverletzungen stellen deshalb ein erhebliches Problem dar, weil die Hautverletzungen, die natürlich sichtbar sind, an Bedeutung hinter den zunächst nicht sichtbaren Schäden tieferer Strukturen zurücktreten. So können sich auch hinter umschriebenen, kleinen, wenn auch tiefen Hautläsionen ausgedehnte Muskelnekrosen verbergen (Farbbild 24; S. 106).

Zunächst ist das Unfallopfer durch unmittelbar auftretende Herzrhythmusstörungen oder Beeinträchtigungen des Atemzentrums gefährdet. In der Klinik wird daher zunächst eine EKG-Kontrolle empfohlen. Ferner sollten Muskel- und Herzmuskelenzyme bestimmt werden. Bei der Beurteilung der thermischen Hautschäden geht man wie bei sonstigen thermischen Schäden vor. Es muß aber immer an die Möglichkeit der ausgedehnten tiefen Gewebezerstörung gedacht werden. Häufig sind Escharotomien notwendig. Im Rahmen von Elektroverletzungen kommt es jedoch oft zusätzlich zu Druckerhöhungen in den Muskellogen, so daß, um weitere Schäden zu verhindern, frühzeitig eine klassische Fasziotomie zur Druckentlastung der Muskellogen vorgenommen werden muß.

Es kann nach Elektroverletzungen zu Störungen gastrointestinaler Funktionen kommen. Bei direktem Kontakt können, bedingt durch Nekrosen, Zerstörungen der Bauchwand auftreten. Häufiger sind natürlich ein paralytischer Ileus und eine Magenatonie. Ferner sind umschriebene Nekrosen an der Bauchspeicheldrüse und an der Leber beschrieben.

Der Durchfluß elektrischen Stroms kann am Nervengewebe, sowohl am zentalen Nervensystem als auch an den peripheren Nerven, zu Schädigungen führen, die z. T. auch nach einem erheblichen Intervall nach dem Trauma auftreten.

Bei elektrischem Kontakt mit Hochspannungsstrom, insbesondere im Bereich des Kopfes, kann es zu einer charakteristischen, durch den Strom bedingten Linsentrübung kommen. Die Latenzperiode kann hier einige Wochen bis zu 3 Jahren betragen.

Besonders heimtückisch sind die Veränderungen am Blutgefäßsystem. Histologisch finden sich Nekrosen des Endothels und Ödembildungen. Es kommt zu Thrombosierungen und weiterem Gewebeuntergang.

Im Rahmen der Akutversorgung, muß man sich vor Augen führen, daß durch erheblichen Muskeluntergang Myoglobin freigesetzt wird, das über die Nieren ausgeschieden werden muß. Bei zu geringem Flüssigkeitangebot oder reduzierter Ausscheidungsfunktion der Niere beim Anfall großer Myoglobinmengen kann es zu regelrechter Verstopfung der Nierentubuli und zum Nierenversagen kommen.

Das Flüssigkeitsregim in den ersten 48 h unterscheidet sich daher beim Elektrotrauma deutlich von dem der rein oberflächlichen thermischen Hautschädigung. Ein klassisches Schema existiert hier nicht. Der Flüssigkeitsbedarf sollte sich nach der Urinausscheidung, die 100 ml/h. betragen sollte, richten. Ferner läßt sich der Myoglobingehalt im Urin bestimmen. Im übrigen wird die kardiale Langzeitüberwachung empfohlen.

Im Prinzip besteht die weitere chirurgische Therapie zunächst in der Exzision der sichtbaren Nekrosen. Hierbei muß großzügig vorgegangen werden. Auf der anderen Seite vermeidet man unnötig radikale Exzisionen, da ja gerade sehr spezifische Strukturen, etwa im Handbereich, betroffen sind. Die Unterscheidung zwischen vitalem Gewebe und Nekrose ist ausgesprochen schwierig und bei der

Erstoperation sicherlich nicht zu treffen. Es hat sich als günstig erwiesen, nach dem ersten Débridement keinen Defektverschluß vorzunehmen. Es wird eine weitere Weichteildiagnostik in 2–3-tägigen Abständen durchgeführt. Hierzu eignet sich besonders die ^{99m}Technetium-Pyrophosphat Szintigraphie. Hier können mit einiger Sicherheit nichtdurchblutete Muskelareale diagnostiziert werden. Die Nekrektomien sind also u. U. in mehrtägigen Abständen zu wiederholen, bis sich auch nach einer Latenzzeit und Kontrollszintigraphien keine nekrotischen Areale mehr finden. Dann können die Defekte durch Hauttransplantationen oder Lappenplastiken verschlossen werden.

Bei ausgedehnten Nekrosen kann es aber zu deutlichen Verschlechterungen des Allgemeinzustands aufgrund der Menge des untergegangenen Gewebes kommen. Man muß sich dann rechtzeitig auch zu großzügigen Amputationen entschließen. Das Leben des Patienten hat unbedingt Vorrang vor gliedmaßenerhaltender Chirurgie. Aufgrund des tückischen klinischen Erscheinungsbildes und der Konsequenzen der Therapie für die Funktion der Gliedmaßen auf der einen Seite und der Gefährdung des Patienten in bezug auf das Überleben auf der anderen Seite gehören Patienten mit Elektroverletzungen ausnahmslos in die Behandlung spezialisierter Abteilungen.

14.5 Verätzungen

Durch Hautkontakt mit Säuren und Laugen kann es zu Schädigungen kommen, die thermischen Hautschäden ähneln. Sie sollen daher hier kurz angesprochen werden. Der wesentliche Unterschied zum thermischen Trauma besteht darin, daß der Prozeß der Gewebezerstörung, der Nekrosebildung, des „Brennens", oft eine beträchtliche Zeit nach dem eigentlichen Kontakt noch anhält. Erst durch Inaktivierung der schädigenden Substanz durch Gewebereaktionen oder Neutralisierung kann dieser Verlauf gestoppt werden.

Es gibt natürlich eine unübersehbare Zahl von Substanzen, die zu chemischen Verbrennungen führen können. Die Nekrosen können durch oxidierende Substanzen, z. B. Kaliumpermanganat, durch Ätzung, z. B. bei Phenol und Phosphor, durch Zelldehydratation, z. B. durch Schwefelsäure, durch Bildung lokaler Gewebeanoxie, z. B. unterschiedliche Giftgase, oder durch Proteindenaturierung durch Salzbildung, wie bei Trichloressigsäure, hervorgerufen werden.

Zur Erstversorgung eignet sich in jedem Falle die Verdünnung und Neutralisierung der schädigenden Substanz. Die mit Säuren oder Laugen durchtränkte Kleidung wird entfernt, um die Haut reichlich mit Wasser oder physiologischer Kochsalzlösung spülen zu können. Hierdurch kann die schädigende Chemikalie entfernt werden, und die Reaktion zwischen Substanz und Gewebe wird vermindert. Tierexperimentelle und klinische Studien haben gezeigt, daß der Einsatz spezieller Gegenmittel gegenüber dem Abspülen mit reichlich Wasser keine Vorteile bietet. Wichtig ist, diese Erstbehandlung so schnell wie möglich, d. h. innerhalb von Minuten, durchzuführen. Neutralisierende Substanzen haben neben der Zeitverzögerung bis zur Anwendung den Nachteil, daß es durch die Neutralisierung selbst durch Entstehung von Hitze zu zusätzlichen Gewebeschäden kommen kann.

Hat die schädigende Substanz festen oder puderartigen Charakter, so sollte sie so rasch wie möglich abgebürstet werden, bevor auch hier dann reichlich gespült wird.

Systemisch sollten bei Patienten, die chemische Verbrennungen erlitten haben, ähnliche Infusionsschemata und begleitende systemische medikamentöse Therapie eingesetzt werden wie bei Brandverletzten.

Es sollen noch ganz kurz einige spezifische Behandlungen bei chemischen Hautverletzungen mit besonderen Substanzen erwähnt werden.

Verletzungen, die durch *Flußsäure* verursacht werden, führen zur Hypokalzämie. Finden sich diese Verätzungen an den Extremitäten, so sollte die betroffene Extremität mit einer Lösung von Kalziumglukonat intraarteriell perfundiert werden. Bei Verätzungen an anderen Körperarealen mit dieser Substanz wird die Unterspritzung mit 10%igem Kalziumglukonat vorgeschlagen. Bei Verätzungen durch Flußsäure kommt es zu erheblichen Gewebsdestruktionen der Weichteile und auch des Knochens. Bei ausgedehnten Verätzungen mit dieser Substanz kann der tödliche Ausgang oft nicht verhindert werden.

*Phenol*verätzungen führen zur Koagulationsnekrose. Es wird zunächst die Spülung mit Wasser und anschließend die Waschung mit Polyäthylenglykol oder Äthylalkohol empfohlen.

Verbrennungen durch *weißen Phosphor* erfordern ausgiebige Spülungen, um die Substanz zu entfernen. Die Phosphorpartikel können sich bei Kontakt mit Luft spontan entzünden. Sie müssen daher unter Wasser gehalten werden. Die Wunden können auch mit 1% Kupfersulfat gespült werden. Es bildet sich dann Kupferphosphat. Der Überschuß muß mit reichlich Wasser abgewaschen werden, um systemische Kupferintoxikationen zu verhindern.

Bei chemischen Verbrennungen mit *Benzin* muß an Bleiintoxikationen gedacht werden. Diese können mit Dimerchaprol und Kalzium behandelt werden.

Auch *Zement* kann, insbesondere in feuchtem Milieu, zu Hautläsionen führen, die oft erst Stunden nach dem Kontakt auftreten. Es wird die Spülung mit Wasser empfohlen.

Zuletzt erwähnt werden soll noch die Verbrennung mit heißem *Teer* oder *Bitumen* (Farbbild 25; S. 106). Gelangt dieser auf die Haut, so werden nicht eigentlich chemische, sondern thermische Hautläsionen hervorgerufen. Da die Substanz nicht schnell entfernt werden kann, wird empfohlen, eine Kühlung unter Vermeidung der Gesamtauskühlung des Patienten vorzunehmen. Die gehärtete Substanz soll dann nicht mechanisch entfernt werden, da zusätzlich beim Abreißen Haut und Haarfollikel geschädigt werden können. Es sind verschiedene organische Substanzen beschrieben, um Teer zu entfernen. Neosporin, Polyoxylen, Sorbit und Desolvit sollen genannt werde. Da diese Substanzen kaum irgendwo bevorratet werden, empfehlen wir den Versuch, Teer oder Bitumen mit Butter zu entfernen.

14.5 Verätzungen 103

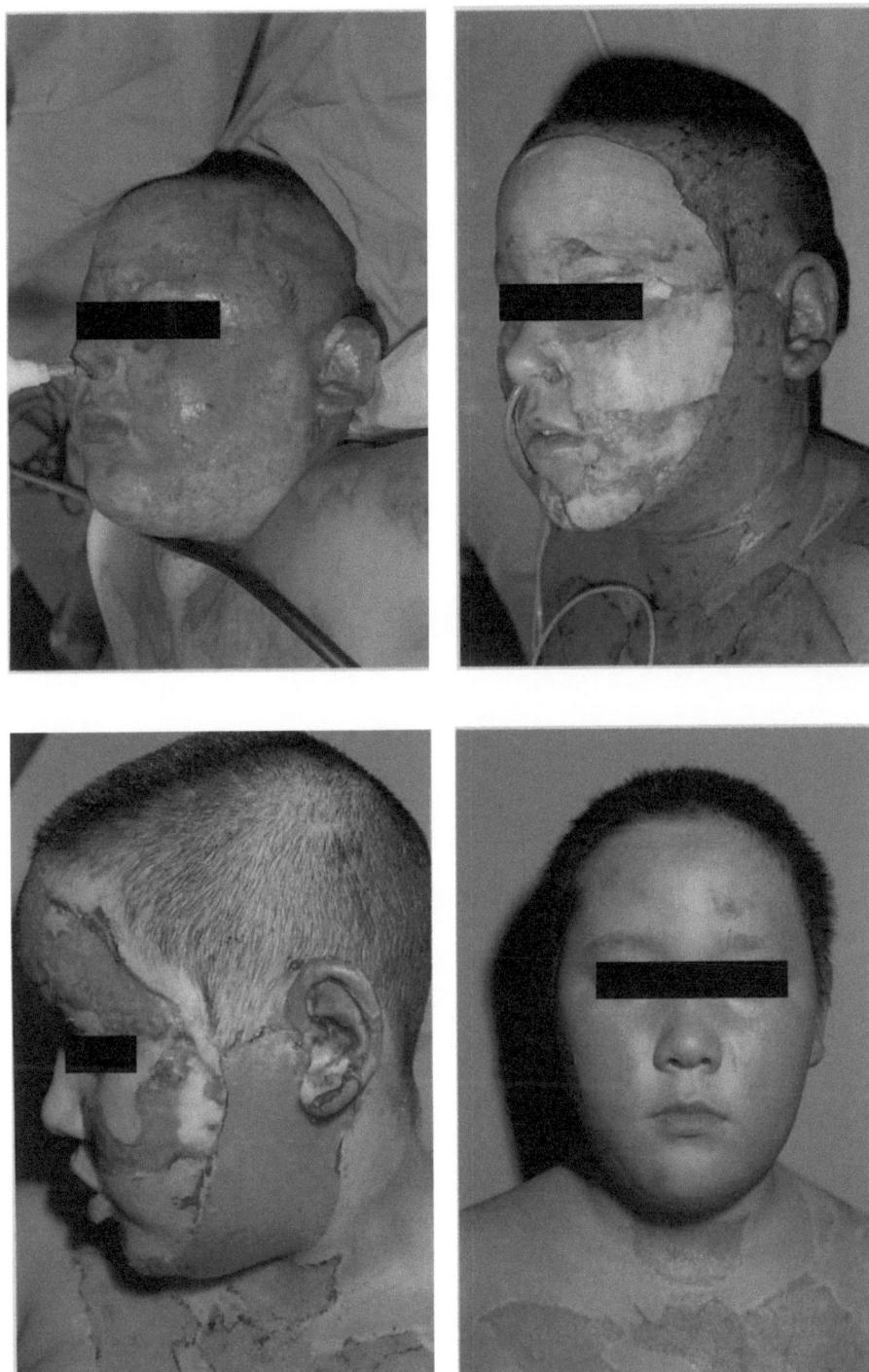

13: Frische Gesichtsverbrennung; **14:** Frisch transplantierte Fremdhaut im Gesicht;
15: Teilweise Abstoßung der Fremdhaut im Gesicht; **16:** Ergebnis bei Entlassung

104   14 Besondere Verletzungen

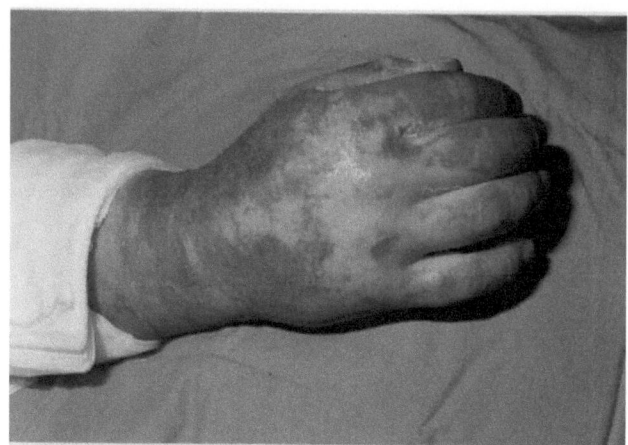

17: II.gradige und III.gradige Verbrennung der Hand

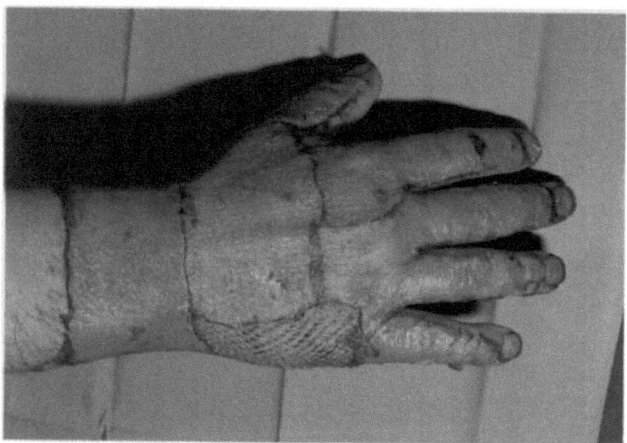

18: Eingeheilte Transplantate

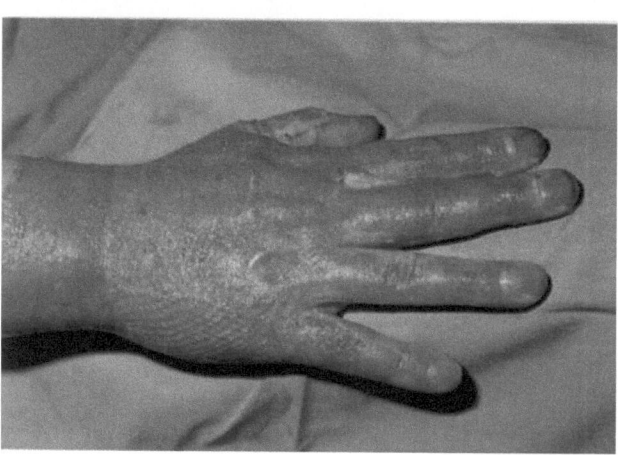

19: Ergebnis bei Entlassung

14.5 Verätzungen 105

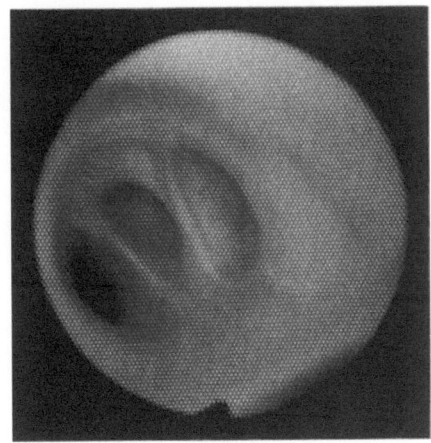

20: Regelrechtes Tracheobronchialsystem

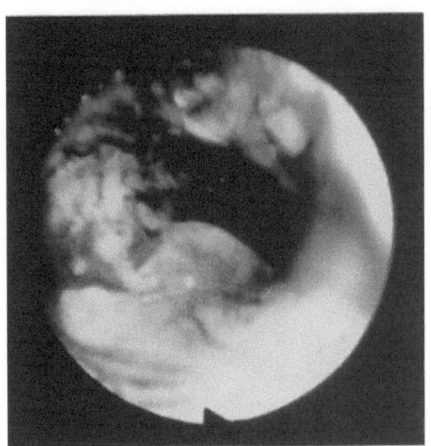

21: Inhalationsschaden mit Rußauflagerungen

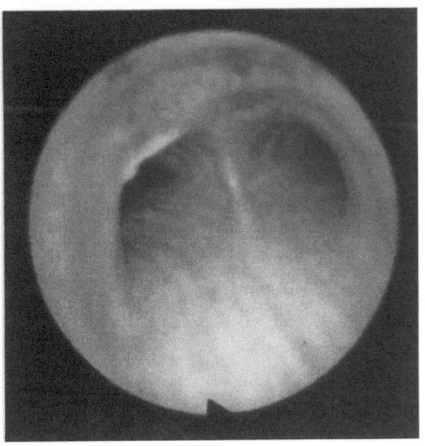

22: Schleimhautveränderung bei Inhalationsschaden

14 Besondere Verletzungen

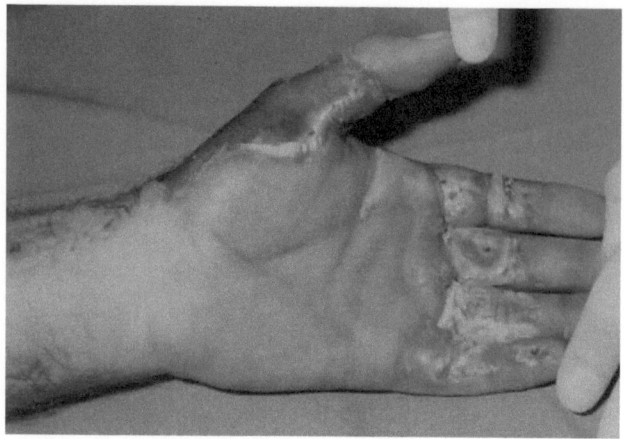

23: Strommarken

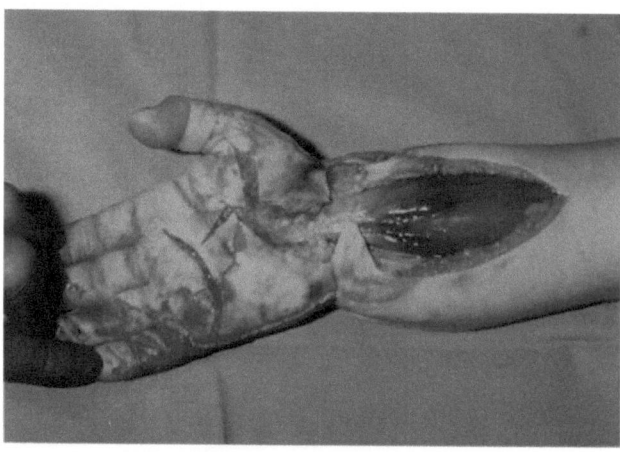

24: Muskelnekrosen nach Stromverletzung

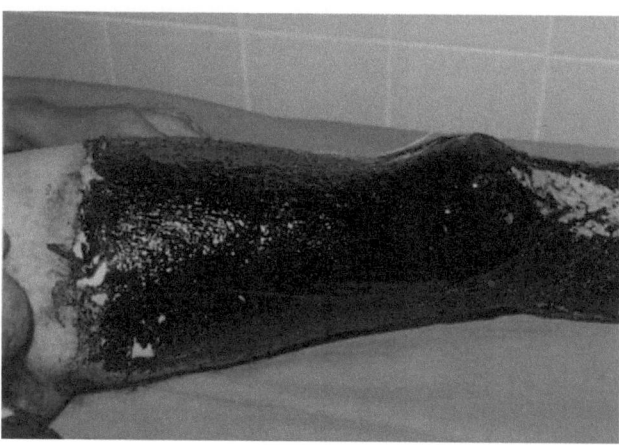

25: Verbrennung mit Bitumen

15 Der brandverletzte Patient aus psychologischer Sicht[1]

Hans Christian Schrader

> *Es ist Feuer unter der Erde*
> *und das Feuer ist rein.*
> *Es ist Feuer unter der Erde*
> *und flüssiger Stein.*
> *Es ist ein Strom unter der Erde,*
> *der strömt in uns ein.*
> *Es ist ein Strom unter der Erde,*
> *der sengt das Gebein.*
> *Es kommt ein großes Feuer,*
> *es kommt ein Strom über die Erde.*
> *Wir werden Zeugen sein.*
>
> Ingeborg Bachmann[2]

Im Januar 1989 starb der große surrealistische Maler Salvadore Dali im Alter von 84 Jahren. Am 30. August 1984 entging er nur mit knapper Not dem Flammentod. Bei einem Brand in seinem Schlafzimmer zog er sich Verbrennungen zweiten Grades am rechten Bein zu. Der Brand zerstörte Vorhänge und den Baldachin über seinem Bett.

Das Interesse des Psychologen an einem Zentrum für Brandverletzte beginnt beim Brandunfall und seinen zwischenmenschlich-situativen Bedingungen. Regierte hier wirklich nur der Zufall, ein nicht weiter zu hinterfragendes Unglück, oder war nicht doch ein unbewußtes selbstschädigendes und suizidales Mitwirken des Opfers im Spiel?

Im Falle Dalis wissen wir es nicht genau, jedoch hätte ihm ein Flammentod durchaus gemäß sein können. Ist es Zufall, daß das Motiv des Feuers in Dalis Werk eine nicht unbedeutende Rolle spielt? Eines seiner berühmtesten Gemälde heißt „Brennende Giraffe" (1936/37). Bereits aus dem Jahr 1926/27 ist eine kleine Zeichnung mit dem Titel „Brennende Gestalt" und von 1975 stammt die Skulptur, der er den Namen „Flammen-Figur" gab.

---

[1] Überarbeitete Fassung eines Vortrags auf dem 20. Fortbildungskongreß für Krankenpflege und Medizinalfachberufe; Berlin 19. 05. 1989.
[2] in ihrem Gedicht „Lieder von einer Insel" (1956). Ingeborg Bachmann starb am 17.10.1973 an den Folgen ihrer schweren Verletzungen, die sie sich nach einem Brandunfall zugezogen hatte. Sie war über einer glühenden Zigarette eingeschlafen.

Dali kam nach dem Brandunfall in die Klinik „Jungfrau Pilar" in Barcelona, die auf Entbindungen spezialisiert ist und in der Nonnen Dienst tun. Aus der Narkose zur 8 Tage nach der Verbrennung erfolgten Hauttransplantation erwacht, beschimpfte er die frommen Schwestern als „Huren" und warf den vorsorglich bereitgestellten Priester aus der Intensivstation.

Dali wollte raus aus dem Intensivstationszimmer, das er als „Käfig" bezeichnete, er beschimpfte die Ärzte wegen der künstlichen Ernährung. Dali – ein schwieriger Patient, für seine Ärzte „genauso interessant wie unerfreulich". Er „bleidigt und spuckt immer ins Gesicht", er kratzt und reißt auch mal einem Kollegen die Brille von der Nase – berichteten die behandelnden Ärzte.

Brandunfälle geschehen häufig nach einer meist schon längere Zeit andauernden psychisch desolaten Situation. Nach dem Tod seiner Frau Gala (1982), 2 Jahre vor dem Brandunfall, hatte sich Dali in seine katalanische Burg Publo zurückgezogen und lebte dort in großer Einsamkeit. Er aß kaum noch und verbrachte die meiste Zeit im Bett. Seine Gefährtin Gala hatte Dali unermüdlich als seine Muse, ja als seine Retterin bezeichnet, sie habe aus seinen Wahnideen sein Genie gemacht. Offenbar war Dali nach dem Tod von Gala, mit der er 54 Jahre zusammen war, in eine schwere Krise geraten und fühlte sich innerlich zutiefst verletzt, gebrochen und verlassen. In dieser Zeit entstanden Bilder zum Thema „Katastrophen", zugleich arbeitete er an einer Tragödie mit dem Titel „Martyrium".

Keine Verletzung beeinträchtigt den Menschen psychisch und physisch so sehr, wie eine schwere Verbrennung.

Mit dem Ort des Traumas, der Haut, wird unser zentrales Wahrnehmungs- und Schutzorgan getroffen, unsere Grenze zur Außenwelt wird fundamental verletzt, die Haut als „Spiegel der Seele", die als Ausdrucks- und Darstellungsorgan für Gefühle dient, vor allem aber als Berührungs- und Kontaktorgan. Die gesamte Hautoberfläche ist – so Sigmund Freuds Definition 1905 – eine erogene Zone, an der sich aktiv und passiv Liebe und Liebesfähigkeit im weitesten Sinn manifestiert, wofür während der oralen Phase, im ersten Lebensjahr, in der frühen Mutter-Kind-Beziehung nicht zuletzt auch über den wärmenden Hautkontakt der Grundstein gelegt wird.

Alle diese genannten Funktionen der Haut sind durch die Brandverletzung außer Kraft gesetzt, die Haut ist lediglich noch ein Ort der Schmerzen und der narzißtisch zutiefst kränkenden Entstellung.

Schwere Ängste beherrschen den Brandverletzten: Angst, zu sterben, Angst vor Entstellung, vor allem aber die Angst, nicht mehr liebenswert zu sein. Angst vor anhaltender körperlicher Behinderung kommt hinzu, vor Operationen und Amputationen, vor den ganzen medizinischen Maßnahmen, vor dem langwierigen Heilungsprozeß, vor Schmerzen.

Die Trennung von der Familie muß verarbeitet werden, Einsamkeit, Schuldgefühle, Fragen an die Zukunft: Wie kann es überhaupt jemals weitergehen in Familie und Beruf? Hilflosigkeit und Abhängigkeit beherrschen die Szene, ein totaler Verlust von Autonomie und Kontrolle ist eingetreten.

In den ersten 2–4 Wochen nach dem Unfall sind in einer 1. Phase psychologischer Reaktionen häufig psychische Notfallmechanismen zu beobachten, die der Abwehr von Todesangst dienen: eine Verleugnung der ängstigenden Realität, bis hin zu Euphorie und Optimismus.

Etwa ab der 4. Woche setzen als 2. Phase die psychischen Verarbeitungsversuche des Patienten ein. Trauerarbeit ist dann eine normale Reaktion, die den vielen Verlusterfahrungen gilt, nichts ist mehr, wie es war, normales Aussehen, Gesundheit, Schönheit, körperliche Fähigkeiten, Zukunftspläne und -möglichkeiten scheinen für immer verloren.

Zur Trauer kommt die Regression als vorübergehender, ebenfalls normaler und für die Heilung notwendiger Prozeß: ein Rückzug von der äußeren Welt, kindliche, fordernde Abhängigkeit, Passivität und Konzentration auf den eigenen Körper.

Aber beide Prozesse, Trauer wie Regression, können pathologisch entgleisen: Trauer wird dann zur reaktiven bzw. neurotischen Depression, wenn eine entsprechende prämorbide Persönlichkeitsstruktur vorliegt und die Regression kann so stark werden, daß sie die Behandlung behindert, z. B. als schwere Hypochondrie oder masochistisch-feindselige Haltung gegenüber Pflegepersonal und Ärzten.

Speziell bei Patienten mit der charakterisierten Übersteigerung von Trauer und Regression in Depression und Hypochondrie und einer eventuell prämorbiden neurotischen Persönlichkeitsstruktur ist es Aufgabe des Psychologen, mit dem Brandverletzten eine stützende Psychotherapie durchzuführen. Ziel ist es, zumindest Teile einer unzerstört gebliebenen inneren psychischen Identität zu aktivieren und damit die Heilung zu fördern.

Die 3. Phase, die etwa ab der Entlassung aus der Klinik beginnt, ist die Rehabilitationsphase mit den Aufgaben, sich vom Krankenhaus zu trennen, das regressive Verhalten aufzugeben und sich den Fragen einer Wiedereingliederung in Arbeit und Familie zu stellen. Mit welchen erheblichen psychosozialen Problemen die Verunglückten nach der Entlassung aus der Klinik fertigwerden müssen, konnten Bruck et al. 1985 in einer Nachuntersuchung von 62 Brandverletzten der Klinik in Innsbruck zeigen. Über 50% der Patienten gaben teilweise massive psychische und vegetative Beschwerden an, und nur jeder 2. konnte wieder voll in sein Berufsleben reintegriert werden.

Auf Initiative einer Betroffenen wurde im Februar 1990 in Berlin die erste Selbsthilfegruppe für Brandverletzte in Deutschland ins Leben gerufen. Erste Berichte der Teilnehmer belegen, daß der Gedanken- und Erfahrungsaustausch mit Leidensgefährten als sehr hilfreich erlebt wird und offenbar bei der psychosozialen Nachsorge für Brandverletzte eine durch nichts zu ersetzende zentrale Rolle spielt. Ebenfalls vom Berliner Zentrum für Brandverletzte am Krankenhaus „Am Urban" unterstützt wird der Aufbau einer Selbsthilfegruppe für Eltern brandverletzter Kinder, wobei – quasi als 3. „Selbsthilfegruppe" – auch geplant ist, daß die brandverletzen Kinder nach der Entlassung aus der Klinik miteinander in Kontakt kommen.

Die immensen psychischen Belastungen der Patienten spiegeln sich in den psychischen Belastungen der Mitarbeiterinnen und Mitarbeiter des intensivmedizinischen Pflegepersonals. Sie tragen die Hauptlast. Ohne Übertreibung kann man feststellen, daß es innerhalb des Krankenpflegeberufs keine schwerere und belastendere Aufgabe gibt als die intensivmedizinische Pflege Brandverletzter.

„Ich als Arzt" – sagte mir ein Mitarbeiter unseres Zentrums – „kann oft schon nach ein paar Minuten wieder raus aus der Box – aber die vom Pflegepersonal müssen drin bleiben. Die können nicht weg."

Als besonders belastende Momente werden von seiten des Pflegepersonals genannt:

- die Verunstaltung und Verstümmelung der Patienten;
- zu sehen, wie entstellt die Patienten teilweise sind;
- das Ausgeliefertsein;
- die Hitze;
- daß ich bei Temperaturen von über 30 °C arbeiten muß;
- das Gefühl, dem Patienten mit der Pflege ständig Schmerzen zuzufügen;
- das Gefühl der Sinnlosigkeit der Arbeit bei Patienten mit infauster Prognose;
- die Isolation in der Box;
- Isolation von den Kollegen und der Umwelt;
- ich kann meine Kollegen sehen, aber nicht mit ihnen reden;
- Sprachaustausch ist mit dem Patienten nicht möglich, bedingt durch die Intubation.

„Das ist ja fast wie Isolationshaft" – schildert ein Pfleger den 8stündigen Nachtdienst: „Sie können mit dem Patienten nicht reden, da er beatmet ist. Sie können nicht raus. Dann diese Hitze. Das monotone Surren des Bettes und der Apparate. Draußen ist alles dunkel."

Eine Krankenschwester berichtet, daß sie sich zeitweilig sogar dabei ertappte, wie sie den Atemrhythmus der Beatmungsmaschine des Patienten übernommen hat.

Damit zur Sprache kommen kann, was hier angedeutet ist, sollte mindestens alle zwei Wochen eine Balint-Gruppe mit dem Pflegepersonal stattfinden. Diese von dem Psychoanalytiker Michael Balint entwickelte Methode hat sich schon in vielen Bereichen als Hilfe für Helfer erwiesen. Es geht in dieser Gruppenarbeit darum, auch das unbewußte Geschehen zwischen Helfer und Patient zu verstehen:

- die ständige Konfrontation mit Leid, Verstümmelung und Tod, die eigene Ängste und Phantasien aktiviert;
- daß darüber gesprochen werden kann, was es heißt, mit einem Menschen umzugehen, der durch seine Erkrankung zunächst wieder auf die Stufe des absolut hilflosen und abhängigen Säuglings zurückgefallen ist;
- wie man die einzelnen Phasen der psychologischen Reaktionen des Verunglückten verstehen kann;
- daß auch Konflikte innerhalb des Teams zur Sprache kommen können, in denen sich oft auch etwas aus der Beziehung zum Patienten spiegelt.

Die Balint-Gruppenarbeit ist mit der Hoffnung verbunden, durch den Abbau von Isolation zu einer Verbesserung der inneren und äußeren Arbeitsbedingungen des Personals beizutragen, damit so etwas wie ein psychotherapeutisches Klima auf der Station ermöglicht wird.

Die folgende Passage aus der stützenden psychotherapeutischen Betreuung eines Brandverletzten soll an einem Beispiel skizzenhaft Einblick in das Erleben dieser Patienten geben:

Erste Kontaktaufnahme mit dem ausgemergelt wirkenden 30jährigen Brandverletzten auf der Intensivstation. Wie es passiert ist: Er lebte allein in seiner Einzimmerwohnung. Er sei bei drei brennenden Kerzen eingeschlafen, die auf einer Papierserviette postiert waren und ihm als

Leselicht dienten. Da ist dann die ganze Bude abgebrannt – ein Nachbar habe ihn aus der Wohnung gezogen und die Feuerwehr gerufen.

Die Kerzen waren Notbehelfe. Einen Tag zuvor hatte ihm die örtliche Stromgesellschaft wegen eines 4stelligen Zahlungsrückstands den Strom abgeschaltet. Seit 2 Jahren ist er arbeitslos, und in der letzten Zeit ging einfach alles schief. Vielleicht bis auf sein Asthma, unter dem er seit seiner Geburt leidet. Das war vor dem Brandunfall besser, aber jetzt, hier auf der Intensivstation, brauche er sein Asthmaspray wieder ab und zu.

Und dann das Alkoholthema: Etwa 2mal pro Woche 10 Halbe, das müsse sein. Eine Freundin habe er nicht, Beziehungen halten höchstens eine Woche. Er habe eigentlich gar keinen Wunsch nach einer Freundin, sei froh, daß er unabhängig ist ...

Gestern sei seine Mutter, die nach dem Unfall gleich angereist kam, wieder nach Hause nach Westdeutschland gefahren. Jetzt bekomme er überhaupt keinen Besuch mehr - doch, von mir und darüber freue er sich. Er sei in Berlin ganz isoliert.

Er schäme sich wegen seines Aussehens mach dem Brandunfall, könne sich nicht anschauen. Ob ich mich wohl darum kümmern könnte, ihm eine neue Brille zu beschaffen, damit er lesen kann? Auch sehe er Ärzte und alle vom Pflegepersonal nur verschwommen.

Das 2. Gespräch: Ja, sein Gewicht. 55 kg bei 187 cm – seit dem 13. Lebensjahr leidet er unter Anorexia nervosa, der bei Männern so seltenen Pubertätsmagersucht; seitdem immer mindestens 20 kg Untergewicht. Das Essen wird zunächst in den weiteren Gesprächen unser Hauptthema: Wenn es hier Streß gebe, wenn ihm von seiten der Ärzte oder Schwestern was nicht passe, dann esse er nichts. Obwohl die doch sagen, daß er unbedingt essen muß. Aber er trete dann in den Hungerstreik.

Wir besprechen, daß hier vielleicht gegenüber den Schwestern, die ihm das Essen bringen, das gleiche abläuft, wie früher gegenüber der Mutter: Alles habe immer nach den Wünschen der Mutter gehen müssen, und da war die Nahrungsverweigerung die einzige Waffe, den eigenen Kopf durchzusetzen. Noch heute könne er eigene Wünschen und Interessen nicht richtig realisieren.

Der Patient erkennt im Laufe der Gespräche, daß er auf der Intensivstation alte Verhaltensmuster wiederholt und daß es doch jetzt aber darum geht, daß er etwas für sich tut und nicht gegen sich und andere, daß ihm der Trotz des Suppenkaspers („Nein, meine Suppe eß ich nicht") nur schadet; daß er vielleicht sonst künstlich ernährt werden müßte – was er ja unbewußt vielleicht wünscht, um noch mehr das unmündige, total abhängige Kleinkind zu sein.

Im Laufe der Zeit nimmt der Patient kontinuierlich zu – es habe auch eine gute Seite, daß der Brandunfall passiert ist, meint er: Er lerne langsam, sich durchzusetzen, aber anders als durch Nahrungsverweigerung. Als ihn ein Mitpatient mit dem Ausdruck „Brathähnchen" hänselt, kann er sich wehren. Daß er einmal eine Schwester mit Dali-ähnlichen Ausdrücken beschimpfte, hat wohl etwas mit seiner Angst vor Frauen zu tun. Er entschuldigt sich.

Ein Satz dieses Patienten hat mich besonders beeindruckt: „Mir ist ein zweites Leben geschenkt worden". Dieser Gedanke gibt Kraft, nicht nur dem Patienten, auch Ärzten, Pflegekräften, Krankengymnasten und Psychotherapeuten – uns allen, die wir versuchen, beim Beginn dieses zweiten Lebens nach dem Brandunfall mitzuhelfen, Kraft auch, die wir brauchen, um dem täglichen Anblick des Leidens einfühlsam standzuhalten.

16 Lagerung, Krankengymnastik, Ergotherapie

Der Lagerung des Patienten, den krankengymnastischen und ergotherapeutischen Maßnahmen schenken wir im Gesamtverlauf der Behandlung Brandverletzter große Beachtung. Die Anforderungen an die Krankengymnastik und die Ergotherapie werden vom Arzt gestellt und die Ergebnisse kontrolliert. Es ist aber sicher falsch, diese speziellen Aufgaben allein der Ergotherapeutin/dem Ergotherapeuten oder dem Krankengymnasten/der Krankengymnastin aufzubürden. Auch das betreuende Pflegepersonal wird in diese Maßnahmen mit eingebunden und hat über die Notwendigkeiten und Möglichkeiten informiert zu sein.

Lagerung
Unmittelbar nach der Erstversorgung wird der Patient in seinem Zimmer gelagert. Er liegt in seinem Bett in aller Regel auf dem Rücken. Grundsätzlich werden die verbrannten Extremitäten hochgelagert. Als Lagerungshilfen eignen sich mit sterilen Tüchern bezogene Schaumstoffkeile. Bei Verbrennungen im Kopf-Hals-Bereich wird der Oberkörper etwas angehoben. Diese Maßnahme soll der Reduzierung des Ödems dienen. Bei Verbrennungen im Halsbereich wird der Kopf in Überstreckung gelagert. Dies ist durch eine Unterpolsterung über den Schulterblättern möglich.

Man muß berücksichtigen, daß es bei Verbrennungen über Gelenken zu Kontrakturen kommt. Diesen Kontrakturen kann durch eine entsprechende

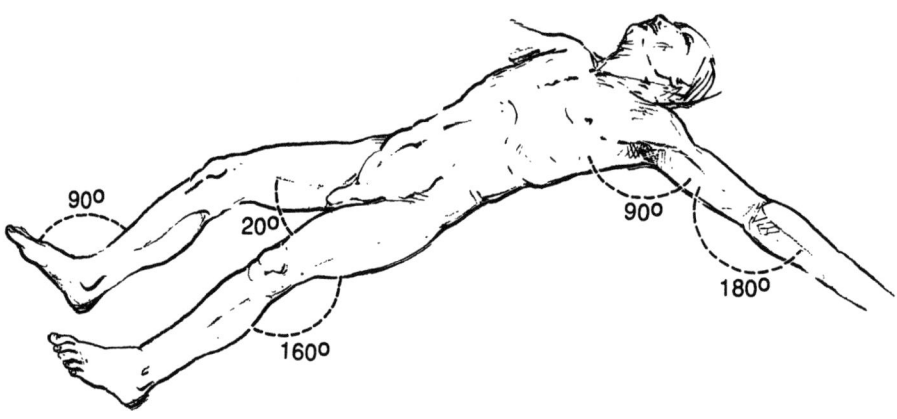

Abb. 35. Schema zur Lagerung bei Verbrennungen

Auslagerung entgegengewirkt werden. Da insbesondere die großen Gelenke betroffen sind, hat die Lagerung folgendermaßen zu erfolgen (Abb. 35):

Die Arme werden im Schultergelenk um 90° ausgelagert. Die Ellbogengelenke werde in Streckstellung gelagert, die Hüften in Streckstellung ebenso wie die Kniegelenke. Es ist auf eine Spitzfußprophylaxe zu achten. Die Beine sollen zur Vermeidung von Adduktionskontrakturen etwas gespreizt werden.

Besonders problematisch ist die Lagerung der Hände. Bei Verbrennungen im Hand- und Fingerbereich besteht die Gefahr der frühzeitigen Einsteifung. Durch die Ödembildung wird die Beweglichkeit der Fingergelenke extrem behindert. Es kommt innerhalb von 24 h zu einer Streckstellung in den Grundgelenken und zur Beugung der Mittelgelenke. Die Handgelenke werden vom Patienten bevorzugt in leichter Beugestellung gehalten. Diese Gelenkstellungen sind unphysiologisch.

Anzustreben ist die „Intrinsic-plus"-Stellung (Abb. 36). Das Handgelenk sollte leicht überstreckt sein. Es wird eine Beugung der Grundgelenke um etwa 60° und eine Streckung der Mittel- und Endgelenke angestrebt. Diese Position hat zunächst noch nichts mit der Verhinderung von Narbenkontrakturen zu tun. In der „Intrinsic-plus"-Stellung werden vielmehr die kleinen Seitenbänder der Fingergelenke in eine angespannte Stellung gebracht, in der sie sich so wenig wie möglich verkürzen können.

Bei anderer Positionierung, z. B. bei einer Streckung in den Grundgelenken, erschlaffen die Kollateralbänder. Sie werden sich bei längerer Ruhigstellung kontrahieren, und es kommt dann zu erheblichen Bewegungseinschränkungen, die nur unter größtem Aufwand wieder rückgängig zu machen sind.

Zur Durchführung krankengymnastischer Übungsbehandlung haben wir einen Fingerverband oder einen mit Creme gefüllten Baumwollhandschuh vorgeschlagen.

Zur Lagerung während der Nacht und beim intubierten oder bewußtlosen Patienten schlagen wir die Lagerung in „Intrinsic-plus"-Stellung auf einer individuell anmodellierten thermoplastischen Schiene vor. Das thermoplastische Material kann am Patienten angepaßt werden. Es ist gut zu reinigen und zu desinfizieren und entspricht somit auch den hygienischen Anforderungen, die an die Behandlung Brandverletzter zu stellen sind. Gipsschienen haben am Brandverletzten keinen Platz.

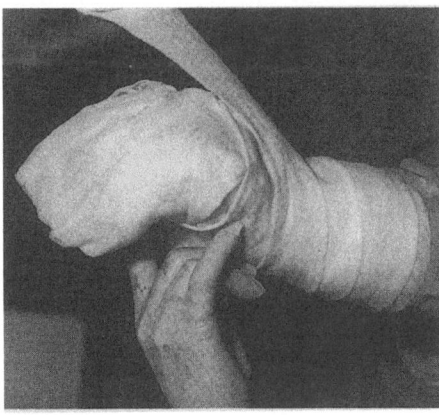

Abb. 36. Handverband in „Intrinsic-plus"-Stellung

Krankengymnastik

Unter krankengymnastischer Anleitung führt der Patient vom 1. Posttraumatag an Übungen durch. Der Krankengymnast/die Krankengymnastin wird insbesondere auf die Problemzonen Rücksicht nehmen.

Ist der Patient kreislaufstabil und an den unteren Extremitäten nicht verbrannt, so wird er bis zur Operation mobilisiert. Er darf im Zimmer umhergehen. Ist eine Mobilisierung nicht möglich, entweder aus Gründen der Kreislaufinstabilität oder weil der Patient an den Beinen verbrannt oder intubiert ist, so werden im Bett vom 1. Posttraumatag an, soweit möglich, aktive Bewegungsübungen durchgeführt.

Hierbei sollen zunächst alle Gelenke bewegt werden. Bei Erreichen der Grenzen der aktiven Beweglichkeit wird der Krankengymnast/die Krankengymnastin den Bewegungsablauf vorsichtig passiv weiterführen. Wird dann eine Schmerzgrenze erreicht, sollte diese nicht gewaltsam weit überschritten werden.

Oft ist es notwendig, zur Durchführung der krankengymnastischen Übungsbehandlung dem Patienten Analgetika zu verabreichen. Hier stellt sich ein sehr großes Problem, da durch starke Analgesierung der Patient in seiner Mitarbeit erheblich eingeschränkt sein kann. Es muß ein Mittelweg zwischen Analgesierung und Kooperationsfähigkeit des Patienten im Rahmen der krankengymnastischen Übungsbehandlung gefunden werden.

Problemlos ist in der Primärtherapiephase die passive Durchbewegung der Gelenke beim analgosedierten Patienten. Im Rahmen der Krankengymnastik ist auch auf die Atemtherapie zu achten. Der bettlägrige, aber kooperative Patient soll aktiv eine Atemtherapie durchführen. Hierzu eignet sich ein Giebel-Rohr oder eine mechanische Atemhilfe.

Thoraxvibrationsgeräte sind insbesondere bei Verbrennungen am Rücken problematisch. Durch die Form der Oberflächentherapie und bei liegenden Verbänden können sie meist nicht angewendet werden.

Eine gänzlich andere Situation für die krankengymnastische Weiterbetreuung stellt sich nach Durchführung von Transplantationen. Hier muß zwischen Operateur und Krankengymnast/in abgesprochen werden, für welchen Zeitraum die transplantierten Areale, auch wenn sie über den Gelenken verlaufen, ruhig zu stellen sind, um eine ungestörte Einheilung der Transplantate zu gewährleisten. Täglich sollte eine Absprache mit dem Krankengymnasten/der Krankengymnastin getroffen werden, welche Gelenke noch oder schon wieder aktiv oder passiv bewegbar sind. Sind keine Bewegungen in den Gelenken erlaubt, so können zumindest isometrische Kontraktionsübungen durchgeführt werden.

Als Richtlinie kann gelten: Hände werden nach der Transplantation für 5 Tage absolut ruhiggestellt. Anschließend beginnen vorsichtige aktive Bewegungsübungen. Die Beübung der übrigen Gelenke wird vom Zustand der Transplantate abhängig gemacht.

Nach Eingriffen an den unteren Extremitäten, d. h. also bei Transplantationen besonders an Füßen und Unterschenkeln, immobilisieren wir den Patienten für 3 Wochen. Anschließend darf der Patient aufstehen, wenn die Beine mit elastischen Bandagen versehen sind.

Bilden sich im weiteren Verlauf Narbenstränge, so wird der Krankengymnast/ die Krankengymnastin unter Massage der Narbenstränge mit fetthaltigen Cremes versuchen, die Beweglichkeit durch aktive und darüber hinaus gezielte passive Übungsbehandlung zu verbessern.

Es soll noch einmal erwähnt werden, daß diese Maßnahmen am Patienten natürlich auch vom Krankengymnasten/der Krankengymnastin nur nach Bekleidung mit Kopfhaube, Mundschutz, Kittel und sterilen Handschuhen durchgeführt werden.

Ergotherapie
Ebenso wie der Krankengymnast/die Krankengymnastin gehört die Ergotherapeutin/der Ergotherapeut ins Behandlungsteam. Sie/er kann dem Patienten wesentliche Hilfestellung bei der Wiedererlangung der Gebrauchsfähigkeit der verbrannten Extremitäten geben.

Die Arbeit der Ergotherapie beginnt nach kompletter Defektdeckung durch Transplantationen. Idealerweise soll die Ergotherapie auf der Station durchgeführt werden. Der Phantasie sind hier keine Grenzen gesetzt. Die Materialien, die zur Ergotherapie eingesetzt werden, sollten jedoch unter kritischer Würdigung der Hygieneanforderungen geprüft werden. Gelangen Materialien zur Durchführung der Ergotherapie von einem Patienten zum anderen, so müssen sie unbedingt zwischenzeitlich desinfiziert oder gar sterilisiert werden.

Grundsätzlich kann man sagen, daß im Therapiekonzept der Krankengymnast/die Krankengymnastin vom 1. Tag der stationären Behandlung an seinen Platz im Behandlungsteam hat. Der Ergotherapeut/die Ergotherapeutin gelangt im späteren Verlauf der Behandlung zum Patienten. Er/sie begleitet ihn dann bis zum Ende des stationären Aufenthaltes und wesentlich in die Rehabilitationsphase hinein.

17 Poststationäre Weiterbetreuung

Das Ziel unserer Bemühungen besteht nicht nur darin, dem brandverletzten Patienten das Überleben zu ermöglichen. Er soll auch funktionell und kosmetisch soweit wie möglich wiederhergestellt werden. Er soll durch die Behandlung in die Lage versetzt werden, nicht nur zu überleben, sondern auch nach seinem Unfall ein lebenswertes Leben zu führen. Somit findet die Betreuung des Brandverletzten nicht an der Tür der Station bei der Entlassung sein Ende. Der Patient muß auch im poststationären Bereich qualifiziert weiterversorgt werden.

Noch im Rahmen des stationären Aufenthaltes wird dem Patienten entsprechend seiner Verletzung Kompressionskleidung für die transplantierten Areale nach Maß verordnet. Der Fertigung dauert etwa 10–12 Tage. Diese Kleidung kann sich auf eine Hose, auf einen Handschuh, eine Gesichtsmaske oder auch auf größere und komplettere Kleidungsstücke erstrecken. Hier ist die Zusammenarbeit mit einem engagierten Orthopädiefachgeschäft unbedingt notwendig. Es reicht nicht, die Kleidung in Auftrag zu geben. Der korrekte Sitz und die richtige Kompression müssen kontrolliert werden.

Die Kleidung kann in verschiedenen Kompressionklassen geschneidert werden. Die Kompressionsklasse 2 stellt in den meisten Fällen die richtige Wahl dar. Besonders problematisch zu komprimierende Areale, wie z. B. die Region über dem Brustbein oder auch den Wangen, erfordern u. U. die Unterfütterung mit Pelotten. Es sind wenigstens 2 Garnituren der Kompressionskleidung zu verschreiben, da der Patient sie einerseits möglichst permanent tragen sollte, andererseits eine regelmäßige Reinigung notwendig ist.

Der Patient hat während des stationären Aufenthalts gelernt, seine Narbenflächen mehrmals täglich dünn mit fetthaltiger Creme (z. B. Bepanthen, Linola, Panthenol) einzucremen und vorsichtig zu massieren,

Er soll die erlernten krankengymnastischen Übungen auch zu Hause weiter durchführen. Abhängig vom noch bestehenden Ausmaß eventueller Bewegungseinschränkungen ist auch eine weitere ambulante krankengymnastische Nachbehandlung indiziert. Die begonnene Ergotherapie wird, soweit erforderlich, weitergeführt.

Der Patient stellt sich zunächst wöchentlich beim Plastischen Chirurgen vor. Bei diesen regelmäßig durchzuführenden Untersuchungen wird die Beschaffenheit der Hauttransplantate überprüft. Dem Patienten werden Richtlinien für die Eigenbehandlung evtl. noch vorhandener oder neu aufgetretener kleinerer Defekte gegeben. Neu auftretende oder schon vorhandene Narbenkontrakturen werden sorgfältig dokumentiert. Der Erfolg der krankengymnastischen und ergotherapeutischen Behandlung wird kontrolliert. Der korrekte Sitz der Kompressionskleidung wird wöchentlich geprüft.

Die Vorstellungen werden auch benutzt, um rechtzeitig die Indikation zu plastisch-rekonstruktiven Eingriffen zu stellen. Funktionell störende Narbenkontrakturen etwa im Handbereich, am Hals oder über den großen Gelenken werden frühzeitig operativ angegangen, bevor sekundär Gelenkeinsteifungen eingetreten sind. Mit rein kosmetischen Narbenkorrekturen wartet man etwa ein halbes Jahr. Bei Kindern sollte die Adoleszenz abgewartet werden. Eine Ausnahme bilden Narben an der Vorderseite des Rumpfes bei kleinen Mädchen. Wenn diese Patientinnen in die Pubertät kommen, so ist auf die Entwicklung der Brust zu achten. Hier können frühzeitigere Narbenkorrekturen ein asymmetrisches Wachstum oder sonstige Beeinträchtigungen der Brustentwicklung verhindern, die später nur unter größtem plastisch-chirurgischem Aufwand oder überhaupt nur unzureichend korrigiert werden können.

Neben diesen rein medizinischen Maßnahmen der ambulanten Weiterbetreuung des Brandverletzten sollte die weitere psychologische und sozialmedizinische Unterstützung nicht vergessen werden. In Berlin wurden Patientenselbsthilfegruppen initiiert. In einer Gruppe treffen sich erwachsene Brandverletzte. Eine weitere Gruppe dient dem Treffen der Eltern brandverletzter Kinder, während die Kinder zum gleichen Zeitpunkt ebenfalls gemeinsam betreut werden. Die Selbsthilfegruppen werden in regelmäßigen Abständen vom Psychologen, den sie schon während ihres stationären Aufenthalts kennengelernt haben, betreut. Sie haben darüber hinaus jederzeit die Möglichkeit, den behandelnden Plastischen Chirurgen oder einen Sozialarbeiter bei Auftreten spezifischer Probleme anzusprechen.

Insbesondere der schwer Brandverletzte ist durch seine Unfallfolgen so stark stigmatisiert, daß er u. U. für viele Jahre der Patient des Plastischen Chirurgen bleibt. Dieser Aufgabe sollte sich der Operateur, der die Erstbehandlung durchführt, nicht entziehen. Er kennt wie kein anderer die individuellen medizinischen Probleme seines Patienten. Er kann ihm am ehesten sinnvolle rekonstruktive operative Maßnahmen vorschlagen. Andererseits gewinnt er aus der langjährigen Beobachtung der Entwicklung seiner Patienten auch die Motivation, selbst schwerst Brandverletzte mit dem größten Engagement erstzuversorgen, da er die Kenntnis besitzt, daß auch schwerste Verbrennungen heute so erfolgreich behandelt werden können, daß der Patient, auch wenn er nicht völlig wiederhergestellt werden kann, sein Leben als lebenswert empfindet.

18 Ausstattung einer Behandlungseinheit

Neben den allgemeinen Richtlinien, die für die Einrichtung und Ausstattung von Intensivstationen Gültigkeit haben, sollen im folgenden spezielle Hinweise für die räumliche, technische und personelle Ausstattung einer Einheit dargestellt werden, die sich auf die Behandlung Brandverletzter spezialisiert.

Es werden Idealausstattungen dargestellt. Sollen nur 1 oder 2 Behandlungsplätze geschaffen werden, oder sollen nur weniger ausgedehnt Brandverletzte behandelt werden, so können die Ausstattungen auf das notwendige Maß reduziert werden. Für die Behandlungseinheit für schwer Brandverletzte stellen die folgenden Richtlinien nicht zu unterschreitende Minimalforderungen dar.

18.1 Bauliche Voraussetzungen

Mitarbeiter und Angehörige betreten die Behandlungseinheit über für Männer und Frauen getrennte Personalschleusen. Von der Schleuse sind die Personaltoiletten und Duschkabinen, die in ausreichender Zahl vorhanden sein müssen, betretbar. Auf der Station ist für die Mitarbeiter ein Besprechungs- und Aufenthaltsraum mit einer Kochnische vorzusehen. Sowohl der Stationsarzt als auch die leitende Pflegekraft verfügen über einen gesonderten Arbeitsraum.

Über einen separaten Eingang gelangt der Patient in den Aufnahmeraum. Die Patientenbehandlungsräume sind strikt voneinander getrennt. Es ist sinnvoll, ihnen einen Raum im Sinne einer weiteren Schleuse und zur Aufbewahrung diverser Materialien vorzuschalten. Im Idealfall soll solch eine Behandlungseinheit mit einer Patiententoilette ausgestattet sein. Eine Toilette, die von mehreren Patienten benutzt wird, ist abzulehnen, da hier Kreuzinfektionen vorprogrammiert sind. Sollte nicht für jeden Patienten eine eigene Toilette vorhanden sein, dann muß der Patient, auch wenn er das Bett verlassen kann, einen Toilettenstuhl benutzen.

An Funktionsräumen sind auf der Station ein separater Operationsraum mit Einleitungsraum, ein zentraler Schwesterndienstraum, eine Patientenküche, ein reiner und unreiner Geräteraum, sowie ausreichend Lagerraum und ein Raum, in dem entsorgte Materialien abgestellt werden können, vorzusehen.

Aufgrund der Hygieneanforderungen erscheint es sinnvoll, daß die sterilen Materialien, die auf der einen Seite in das Patientenzimmer gelangen, auf der anderen Seite, evtl. über einen Besuchergang, entsorgt werden. Sie sollen nicht wieder in die Station gelangen. Der Patient sollte seine Mahlzeiten auf Einmalgeschirr serviert bekommen, das dann den gleichen Weg gehen kann.

Die Einheit zur Behandlung Brandverletzter muß über eine eigene Klimaanlage verfügen. Sämtliche Funktionsräume, d. h. die Patientenbehandlungszimmer, Aufnahmeraum, Operationsraum, sind getrennt in Temperatur und Luftfeuchtigkeit regulierbar.

Die Türen sollten grundsätzlich nicht über Türklinken verfügen, sondern über Druckschienen, die seitlich neben den Türen angebracht sind, und über Kontakt mit dem Knie auszulösen sind. Zu bevorzugen sind elektrisch betriebene Schiebetüren.

18.2 Geräte und technische Ausstattung

Die *Patientenzimmer* sollten über ein großes Fenster nach außen verfügen. Ideal sind Doppelverglasungen mit einem zwischenschaltbaren Sichtschutz, etwa im Sinne einer Vertikaljalousie. Die Räume müssen groß genug sein, daß ein großes Patientenbett (evtl. ein Laminar-flow-Bett), ein weiteres Bett zur Umlagerung, Beatmungsgeräte, Verbandtische und der Überwachungsmonitor sowie diverse Infusions- und Medikamentenpumpen unterzubringen sind, ohne daß Probleme in bezug auf steriles Arbeiten entstehen. Solch ein Raum sollte über eine Grundfläche von 30 m^2 verfügen.

Jedes Zimmer ist natürlich mit einer ausreichenden Anzahl an Steckdosen, Anschlüssen für Sauerstoff und Preßluft sowie Vakuum ausgestattet. Wichtig erscheint eine Wechselsprech- oder eine Schwesternrufanlage, die vom Patienten nicht über einen Druckknopf, sondern auf akustischen Reiz hin betätigt werden kann. Da die Patienten oft Wochen, manchmal Monate in ihrem Behandlungsraum liegen, halten wir ein Fernsehgerät, das an ein Videogerät angeschlossen ist und über eine Fernbedienung verfügt, unbedingt für notwendig. Eine gut ablesbare Uhr mit Sekundenzeiger sollte sich in jedem Zimmer finden. Zur Mobilisierung der Patienten muß Platz für einen abwaschbaren Sessel vorhanden sein.

Zur Behandlung Brandverletzter eignen sich in unterschiedlichen Therapiephasen unterschiedliche Bettentypen. Im Prinzip kommen 4 Typen von Betten zum Einsatz:

- ein speziell entwickeltes Intensivbett für Brandverletzte (Arnold-Bett) (Abb. 37),
- ein Luftkissenbett (Mediscus) (Abb. 38),
- ein Laminar-flow-System (Clinitron oder
- Redactron) (Abb. 39),
- ein Rhönradbett (Abb. 40).

Das Standardbett, in dem der schwer Brandverletzte zu behandeln ist, sollte auf jeden Fall höhenverstellbar sein. Die Beschaffenheit der Auflagefläche ist für die Behandlung Brandverletzter besonders wichtig. Sie sollte leicht zu reinigen und auf alle Fälle luftdurchlässig sein. Es hat sich ein Cerannetz bewährt. Auf dieses wird

18 Ausstattung einer Behandlungseinheit

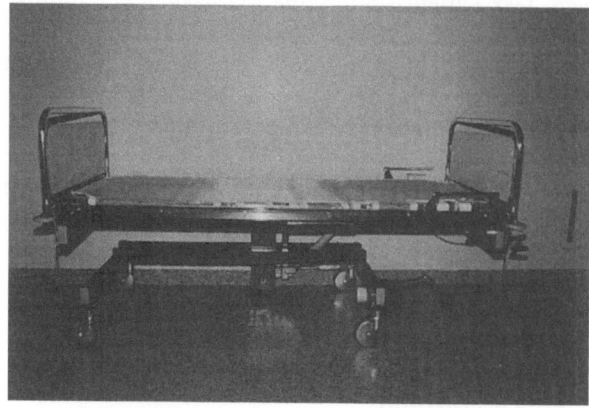

Abb. 37. Arnold-Bett

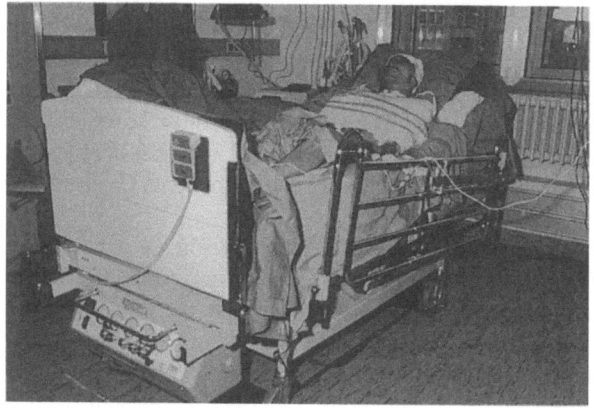

Abb. 38. Luftkissenbett

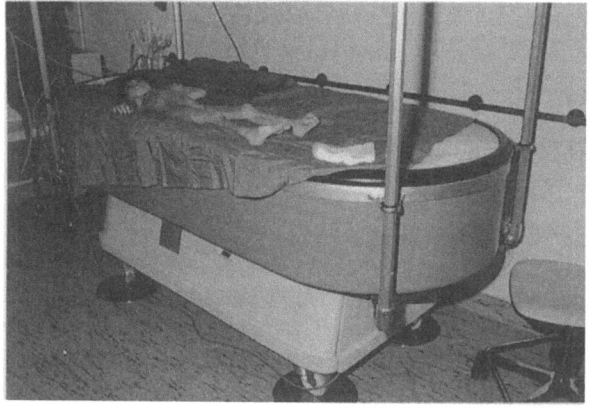

Abb. 39. Laminar-flow Bett

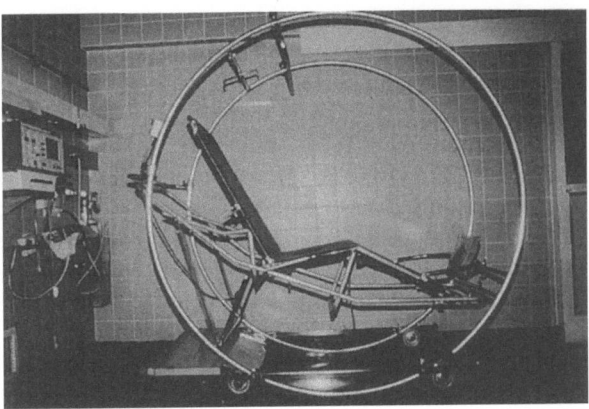

Abb. 40. Rhönradbett

nur eine Lage Schaumstoff von wenigen Zentimetern Dicke gelegt. Hierauf liegt der Patient. Es läßt sich so eine gute Belüftung auch bei verbrannten Arealen am Rücken erreichen. Wundsekret kann gut abrinnen. Gleichzeitig stellt die Verwendung dieser Auflage eine Dekubitusprophylaxe dar.

Die Liegefläche des Bettes ist so verstellbar, daß sowohl Oberkörper als auch separat die Beine hochgelagert werden können. Funktionsschienen an beiden Seiten des Bettes ermöglichen die Anbringung von Infusionsständern und Lagerungshilfen für die Arme. Der U-förmige Rahmen des Bettes erlaubt die Plazierung von Röntgenplatten unter dem Bett auf einem Hocker, ohne den Patienten auch nur berühren zu müssen. Röntgenkontrollen der Lungen, die beim Brandverletzten häufiger notwendig werden, lassen sich so sehr einfach ohne die Gefahr der bakteriellen Kontamination des Patienten durchführen.

Das Luftkissenbett ermöglicht eine noch weichere Lagerung des Patienten. Der Oberkörper kann ebenso wie die Beine hochgelagert werden. Die Luftkissen können in unterschiedlichen Segmenten verschieden hart aufgepumpt werden. Eine Mobilisierung aus diesem Bett erscheint jedoch sehr problematisch. Ferner können Patienten mit Transplantaten im Bereich des Rückens und über den Beugeseiten der Beine in diesem Bett nicht ohne Risiko für die Transplantate behandelt werden. Das Bett ist relativ kostenintensiv.

Das Laminar-flow-Bett sollte nicht als reines Bett sondern als Therapiesystem betrachtet werden. Der Patient läßt sich hierin sehr weich lagern. Der Auflagedruck und die Scherkräfte sind so gering, daß auch eine Lagerung auf frischen Transplantaten, z. B. am Rücken, möglich ist. Das System ermöglicht eine ausgezeichnete Dekubitusprophylaxe. Es kommt nicht zu Mazerationen der Brandwunden, da die Oberfläche getrocknet wird.

Die Füllung des Bettes wird von Luft durchströmt, die gefiltert wird. Sie ist keimarm und schafft um den Patienten eine Art Mikroklima. Hierdurch wird die Oberfläche des Brandverletzten ebenfalls keimarm gehalten. In der Akutphase ist jedoch auf eine zusätzliche Flüssigkeitssubstitution von etwa 1,5 l/Tag zu achten, da dem Patienten in diesem Therapiesystem diese Menge an Flüssigkeit entzogen wird. Bei ateminsuffizienten Patienten erscheint eine Lagerung im Laminar-flow-

System ebenfalls problematisch. Eine Lagerung ist sehr schlecht möglich, z. B. können die Arme nicht um 90° ausgelagert werden. Der Patient läge dann mit den Oberarmen auf dem harten Rand des Bettes. Auch Oberkörper und Beine können nicht sinnvoll hochgelagert werden. Reanimationen sind in diesem Bett schwer durchführbar.

Der Patient ist aus diesem Therapiesystem nahezu nicht mobilisierbar. Ängstliche und delirante Patienten können sich nur schwer an das „flüssige" Medium, auf dem sie liegen, gewöhnen. Aufgrund des hohen Gewichts von bis zu 900 kg ist das Bett weitgehend an einen Standplatz gebunden.

Das Rhönradbett kommt im Rahmen der Therapie Brandverletzter überwiegend in der Rehabilitationsphase zum Einsatz. Zur Therapie eignet es sich wegen seiner schmalen Liegefläche nicht. Ist der Patient aber transplantiert und soll er mobilisiert werden, so kann ein kontinuierliches Kreislauftraining durchgeführt werden. Durch Hochstellen des Bettes ist es möglich, den Patienten soweit in die Vertikale zu bringen, daß er fast aufrecht aus dem Bett gehen kann. Das Bett kann durch entsprechende Veränderung der Liegefläche zu einem Sessel umfunktioniert werden. Aufgrund seiner Größe ist das Bett jedoch recht unhandlich.

Das richtig gewählte Bett zum entsprechenden Therapiezeitpunkt kann die Pflege wesentlich unterstützen und erleichtern. Ein Wechsel der Betten sollte im Behandlungsteam abgesprochen werden. Auch für den Patienten kann der Wechsel, z. B. von einem Laminar-flow-Bett zum Rhönradbett, einen Therapiefortschritt signalisieren.

Für jeden Behandlungsraum ist ein Verbandtisch, evtl. ein Verbandwagen vorzusehen. Das benötigte Einmal- und Verbandmaterial wird nicht im Zimmer gelagert. Ist kein Vorraum vorhanden, so muß zu jedem Verbandwechsel das Material von draußen in den Raum gebracht werden.

Vor jedem Behandlungsraum hängt ein Spender für Desinfektionslösung, damit sich jeder vor dem Betreten und nach dem Verlassen des Zimmers seine Hände desinfizieren kann.

In jedem Behandlungsraum, im Aufnahmeraum und im Operationssaal muß ein Überwachungsmonitor zur Verfügung stehen. Dieser sollte in jedem Fall Einschübe für die Körpertemperatur und die Ableitung der Herzfunktion aufweisen. Fakultativ ist an die Darstellung des Blutdruckes, der Atemfrequenz, des Pulmonalisdruckes zu denken.

Pro Behandlungsplatz sollen 3–4 Infusionspumpen und 4 Spritzenpumpen vorhanden sein. Für je 2 Behandlungsplätze wird 1 Beatmungsgerät benötigt.

Auf der Station muß 1 Defibrillator vorhanden sein. Es wird 1 Transportliege benötigt, ein fahrbares Röntgengerät, für je 2 Betten eine Bettenwaage sowie für die Station 1 Gerät zur Hämofiltration, eine Kaltlichtquelle und wenigstens 1 Fiberbronchoskop.

Im *Aufnahmeraum* sollte sich eine ausreichend dimensionierte Badewanne aus Edelstahl finden. Über dieser ist eine hydraulisch betriebene Patiententrage angebracht. Eine fahrbare Liege steht auf einer Bettenwaage. Selbstverständlich steht auch im Aufnahmeraum ein Überwachungsmonitor. Ein separates Narkosebeatmungsgerät ist unverzichtbar. Es sollte ausreichend Raum für die Lagerung aller Hilfsmittel und Materialien zur Erstversorgung vorhanden sein.

Hierzu zählen:

- sterile Tücher,
- sterile Kittel,
- sterile Handschuhe,
- Ringer-Laktat zur primären Infusionstherapie,
- Katheter zur Urinableitung,
- Materialien für die intensivmedizinische Erstversorgung,
- Abstrichröhrchen für bakteriologische Untersuchungen,
- Rasierapparat, Einmalrasierer,
- Salben oder Cremes zur Oberflächenbehandlung,
- ausreichend Verbandmaterial,
- Instrumente und Nahtmaterial zur Fixierung der Zugänge,
- Skalpelle für die Escharotomie.

Der *Operationsraum* entspricht in seiner Ausstattung den üblichen Anforderungen. Es soll noch einmal auf die Unverzichtbarkeit der raumspezifisch regulierbaren Temperatur und Luftfeuchtigkeit hingewiesen werden. Für den Operationssaal zur Versorgung Brandverletzter braucht man eine Wärmematte für den Operationstisch. Bei den oft langdauernden und blutverlustreichen Eingriffen würden die Patienten sonst extrem auskühlen. Die Benutzung steriler, wasserundurchlässiger Einmalkittel ist zu erwägen, jedoch nicht Bedingung.

Die *Patientenküche* sollte in jedem Fall neben einer Elektrokochgelegenheit über einen Mikrowellenherd und Kühlschränke verfügen. Der Mikrowellenherd ermöglicht es, der Forderung nachzukommen, auch nachts, wenn der Patient dies wünscht, rasch eine Mahlzeit aufzuwärmen.

18.3 Personelle Ausstattung

Für die Behandlung Brandverletzter werden pro Behandlungsplatz 4 Planstellen für Pflegekräfte als notwendig erachtet. Hier werden natürlich nur voll ausgebildete Krankenschwestern und Pfleger gezählt. Sinnvoll erscheint wenigstens bei einem Teil der Mitarbeiter eine Weiterbildung für Anästhesie und Intensivpflege. Grundsätzlich ist diese Weiterbildung für die Arbeit auf einer Station für Brandverletzte nicht Voraussetzung.

Die Station sollte über eine eigene Stationshilfe, die auch Botengänge und Zuarbeiten erledigt, verfügen. Wenigstens 2 Reinigungskräfte sind notwendig, um einen Dienst auch an den Wochenenden und über den gesamten Tag aufrechterhalten zu können. Auf die Notwendigkeit, diese Reinigungskräfte in das Behandlungsteam zu integrieren, muß noch einmal hingewiesen werden. Auch die Reinigungskräfte müssen sich bewußt werden, daß ihre sorgfältige Arbeit bzw. ihre Nachlässigkeit den Behandlungserfolg oder -mißerfolg entscheidend beeinflussen können.

Es ist sinnvoll, dem Pflegepersonal die Möglichkeit der Rotation auf andere Stationen anzubieten. Die Arbeit auf einer Station für Brandverletzte ist aufgrund der klimatischen Bedingungen und der psychischen Belastung so groß, daß nach einigen Monaten, evtl. 1–2 Jahren, ein Wechsel möglich sein sollte. Dies muß aber nicht unbedingt den definitiven Verlust der eingearbeiteten und wertvollen Pflegekraft bedeuten. Nach einer Arbeit, etwa auf einer chirurgischen Allgemeinstation, sollte die Möglichkeit der Rückkehr auf die Brandverletztenstation immer gegeben sein.

Für die ärztlichen Aufgaben sind ein Chirurg und ein Anästhesist 24 h auf der Station. Es soll sich um erfahrene Ärzte, also keineswegs um Berufsanfänger handeln. Jede Abteilung stellt einen verantwortlichen Oberarzt zusätzlich. Die Leitung einer Station für Brandverletzte obliegt sinnvollerweise dem Chirurgen, da alle Patienten operativ zu versorgen sind und nur ein Teil im eigentlichen Sinne Intensivpatienten sind.

Ergänzt wird das Team durch Krankengymnasten und Ergotherapeuten. Die Zahl hängt von der Patientenzahl ab. Zu berücksichtigen ist aber, daß die Behandlung auch an den Wochenenden in gewohnter Intensität durchzuführen ist.

Ein Psychologe/eine Psychologin erscheint unverzichtbar. Er betreut die Patienten während ihres Aufenthaltes und darüber hinaus. Aber auch das Personal bedarf in der so belastenden Arbeitssituation der Hilfe des Psychologen. Diese erstreckt sich auf die Beziehung zwischen Behandelnden und Patienten, aber auch auf die Beratung bei Konflikten zwischen Mitgliedern des Behandlungsteams.

Eine Sozialarbeiterin/ein Sozialarbeiter muß zur Verfügung stehen. Im Rahmen des Unfallgeschehens sind oft die Lebensverhältnisse der Patienten, etwa bei Wohnungsbränden, so nachhaltig betroffen, daß ohne diese Hilfe eine Regelung kaum möglich erscheint.

Werden in einer Abteilung auch oder zu einem Großteil schulpflichtige Kinder behandelt, so wird auch eine Lehrerin oder ein Lehrer seine Aufgabe finden.

Verzeichnis der Spezialabteilungen für Brandverletzte in der Bundesrepublik Deutschland (Stand 1. 1. 1990)

Zentrale Anlaufstelle für die Vermittlung von Betten für Schwerbrandverletzte, Hamburg

```
040/248288 37
040/248288 38
```

Krankenhaus	Telefon	Bettenzahl
Baden-Württemberg		
Freiburg, Chirurgische Universitätsklinik	0761/270-5091 -5092	2
Mannheim, Kinderchirurgische Klinik	0621/383-1	2
Stuttgart, Marienhospital	0711/6489-0	2
Tübingen, Chirurgische Universitätsklinik	07071/29-1	1–2
Tübingen, BG-Klinik	07071/606-1	2
Bayern		
München, Städtisches Krankenhaus Bogenhausen	089/9270-0	8
München, Städtisches Krankenhaus Schwabing (Kinderbetten)	089/3068-1	6
München, Dr. von Haunersches Kinderspital (Kinderbetten)	089/5160-1	2
Murnau, BG-Klinik	08841/48-0	6
Nürnberg, Klinikum der Stadt, Hautklinik	0911/398-1	4
Berlin		
Krankenhaus Am Urban	030/6971	6 (2 Betten für Kinder)

126 Verzeichnis der Spezialabteilungen für Brandverletzte

Krankenhaus	Telefon	Bettenzahl
Hamburg		
BG-Klinik	040/73961-1	3
Krankenhaus St. Georg	040/2488-01	2
Kinderkrankenhaus Wilhelmsstift (Kinderbetten)	040/6730-0	2
Hessen		
Offenbach, Städtische Kliniken	069/84050	9
Niedersachsen		
Hannover, Medizinische Hochschule Oststadt KH	0511/6461-1	5
Hannover, Kinderkrankenhaus Auf der Bult (Kinderbetten)	0511/8115-0	2
Nordrhein-Westfalen		
Aachen, Hochschule	0241/8089700	10
Bochum, BG-Klinik „Bergmannsheil"	0234/3020	8
Bochum, Universitätskinderklinik St. Josef-Hospital (Kinderbetten)	0234/509600	4
Dortmund, Städtische Klinik	0231/84971	4
Duisburg, BG-Klinik	0203/76881	6
Essen, Universitätsklinik	0201/723-0	2
Gelsenkirchen, Knappschaftskrankenhaus	0209/59020	4
Hamm, Kinderklinik Marienhospital (Kinderbetten)	02381/181300	4
Herne, Kinderchirurgische Klinik Marienhospital (Kinderbetten)	02323/4998548	3
Köln, Krankenhaus Merheim	0221/89070	10
Köln, Kinderchirurgische Klinik, Städt. Kliniken (Kinderbetten)	0221/7774-1	6
Rheinland-Pfalz		
Koblenz, Bundeswehrzentralkrankenhaus	0261/281-1	1
Ludwigshafen, BG-Klinik	0621/68100	8
Mainz, Universitäts-Kinderklinik Kinderbetten	06131/19-1	2

Krankenhaus	Telefon	Bettenzahl
Schleswig-Holstein		
Lübeck, Medizinische Universität	0451/500-0	2
Lübeck, Kinderchirurgie Medizinische Universität (Kinderbetten)	0451/500-0	2

Literatur

Ahnefeld FW, Bergmann H, Burri C, Dick W, Halmagyi M, Hettich R, Hossli G, Koslowski L, Mehrkens HH, Rügheimer E (1982) Die Verbrennungskrankheit. Springer, Berlin Heidelberg New York

Archambeault-Jones C, Feller I (1975) Procedures for nursing the burned patient. National Institute for Burn Medicine, Ann Arbor/Michigan

Baxter, CR (1973) Response to initial fluid and electrolyte therapy of burn shock. Symposium on the Treatment of Burns 5:42

Boswick JA (ed) (1987) The Art and Science of Burn Care. Aspen, Rockville/MD

Bruck JC, Bauer M, Balogh D (1985) Psychosoziale Nachuntersuchungen bei Brandverletzten. Handchirurgie 17:343

Chin-chun Y, Wei-shia H, Tsi-siang S (eds) (1982) Treatment of burns. Springer, Berlin Heidelberg New York

Copeland CE (1972) The use of topical povidone-iodine in the treatment of 30 burn patients. In: Therapeutic advances and new clinical implications: medical and surgical antisepsis with betadine microbicides. Symposium, University of Miami School of Medicine, Miami/Florida, 129

Curling TB (1842) On acute ulceration of duodenum in cases of burn. Tr. Royal Med. Chir. Soc. London, Vol.25:260

Davidson EC (1925) Tannic acid in the treatment of burns. Surg Gyn Obstet 41:202

Demling RH, LaLonde C (1989) Burn trauma. Thieme, Stuttgart New York

Fox CL, Jr (1968) Silver sulfadiazine. A new topical therapy for Pseudomonas in burns. Arch. Surg. 96:184

Freud S (1905) Drei Abhandlungen zur Sexualtheorie In: Freud S (1972) Studienausgabe Bd 5. S. Fischer, Frankfurt a. M., 78

Georgiade NG, Harris WA (1972) Open and closed treatment of burns with povidone-iodine. In: Therapeutic advances and new clinical applications: medical and surgical antisepsis with betadine microbicides. Symposium University of Miami School of Medicine, Miami/Florida, 113

Herzog I, Reul K, Jenninger W (1989) Verbrennungen. Kohlhammer, Stuttgart Berlin Köln

Mehrkens HH (1982) Hämodynamische und Rheologische Veränderungen in der frühen Verbrennungsphase. In: Ahnefeld FW et al. (Hrsg.): Die Verbrennungskrankheit, Springer-Verlag, Berlin Heidelberg New York

Monafo WW, Tandon SN, Ayvasian VH, Tuchschmidt J, Skinner AM, Deitz F (1976) Cerium nitrate: a new topical antiseptic for extensive burns. Surgery 80:465

Moncrief JA, Lindberg RB, Switzer WE, Pruitt BA Jr (1966) The use of a topical sulfonamide in the control of burn wound sepsis. J Trauma 6:407

Moyer CA, Brentano L, Gravens DL, Margraf HW, Monafo WW (1965) Treatment of large human burns with 0.5% Silver nitrate solution. Arch. Surg. 90:812

Schönenberger GV et al. (1972) Isolation, biological and antigenic properties of a specific toxin formed in thermally altered mouse skin. J. Clin. Invest., 2:154

Sonnenburg E (1880) Die Todesursachen nach Verbrennungen. Arch. f. path. Anat., Berl. 80:381

Thomsen, M (1988): It all began with Aristotle – the history of the treatment of burns. Burns, Suppl. 1

Zellweger G (1981) Die Behandlung der Verbrennungen. Deutscher Ärzteverlag, Köln

Sachverzeichnis

ACTH 17
ADH 17
Äthylalkohol 102
Alanin 18
Aldosteron 15, 17
Aminosäuren 81, 82
Analgesie 75
Analgetika 26, 32, 44, 45
Antibiotika 44
Anurie 12
Arnold-Bett 119, 120
AT III 44
Augen 92
Augenlider 92
Azidose 17

Benzin 102
Bewegungsübungen 77
Bitumen 102
Blasendrainage 32, 40
Bleiintoxikation 102
Blutdruck 12, 39
Brandblasen 7, 8, 34
Bronchoskopie 33, 97
„burn wound sepsis" 20, 87

Calcitonin 17
Ceriumnitrat 52
Cholinesterase 16

Darmdekontamination 89
Débridement, epifaszial 66, 67
Débridement, tangential 65, 66, 67
Dekubitusprophylaxe 121
Dermatom 4, 63, 65
Desinfektion 85, 89

Eigenhaut 63, 70
Eiweißlösung 43
Ektropium 92
Elektrokoagulation 66
Elektroverbrennung 72, 91, 100
Energieverbrauch 81
Epithelialisierung 63
Ernährung 73

Eschar 2
Escharotomie 35, 36, 94, 95, 100
Evaporation 13
Exsudat 13

Fett 82
Fettsäuren 82
Fibrinkleber 67, 68, 69
Fibrinogenlösung 67
Filtrationsdruck 14
Flußsäure 102
Fremdhaut 55, 63, 70, 93
„fresh frozen plasma" 43
Frühnekrektomie 62

Gerbung 51
Gerinnungsstörung 16
Gewichtsbestimmung 79, 82
Gittertransplantat 4, 64, 69, 70, 76, 96
Glucagon 17
Glukoneogenese 18
Glukose 15, 18, 82
Glutamin 18
Glycerol 54, 70
Grundumsatzbestimmung 81

Hämatokrit 12, 14, 42
Hämatom 64, 69, 70
Hämoglobin 15
Hämolyse 16
Harnstickstoff 82
Hautlappenplastik 72, 96, 101
Herzfrequenz 12, 39
Herzzeitvolumen 14, 39
Histamin 7, 11
Histoacryl 69
Humanalbumin 43
Hyperimmunglobulin 44
Hypokalzämie 102

Ikterus 16
Ileus 15, 100
Immunglobuline 19, 44
Infektion, endogen 84, 88
Infektion, nosokomial 84

Infektprophylaxe 85, 88, 89, 90
Inhalationsschaden 16, 91, 92, 96
Insulin 17, 82
Intubation 26, 34, 40, 93, 98

Kalium 15
Kalorienzufuhr 74, 79, 80, 81, 82
Kalorimetrie 81
Kalziumglukonat 102
Karpaltunnel 95
Katabolie 18, 79
Katecholamine 14, 17
Keimbestimmung, quantitativ 46
Keratinozytenkultur 72
Körpertemperatur 34, 41
Kohlenhydrate 81, 82
Kohlenmonoxid 96
Komplement 19
Kompressionskleidung 77, 78, 116
Kontrakturen 112, 117
Kortikoide 24
Kortisol 17
Kühlung 2, 26
Kupfersulfat 102

Laborstatus 33, 41
Lagerung 112
Lagerungsschienen 76
Laminar-flow-Bett 119, 120, 121
Lavage, bronchoalveoläre 98
Leichenhaut 70
Lipolyse 18
Lokaltherapie 4
Luftkissenbett 119, 120, 121
Lymphozyten 19

Magensonde 32, 41, 73, 81
Magenulkus 16, 74, 80, 88
Maphenidacetat 52
mesh-graft 64
Mischhaut 71
Monitoring, bakteriologisch 85, 87
Myoglobin 15, 100
Myokardfaktor 14

Natrium 15
Nekrektomie 65, 70
Neunerregel 10

Ödembildung 11, 12, 17, 79, 92, 112
Ornipressin 66

Pankreatitis 16
Permeabilität 7, 11, 12

Phenol 102
Phosphor 102
„pinch grafts" 4
Pneumonie 17, 88
Pneumonieprophylaxe 74
Polyäthylenglykol 102
Postaggressionsstoffwechsel 73, 79
Povidonjod 52, 53
Progesteron 17
Prolaktin 17
Pseudomonas aeruginosa 44
Pulmonalisdruck 12

Renin 17
Rhönradbett 77, 119, 121, 122
Ringer-Laktat 26, 32, 42

Sauerstoffsättigung 39
Schaumstoff 49
Schilddrüsenhormone 17
Schweinehaut 70
Sepsis 16, 19, 73, 84
Serotonin 11
Silbernitrat 52, 53
Silbersulfadiazin 52, 53, 92, 95
Sondenkost 73, 81
Spalthaut 63, 67, 69, 70
Spenderareal 63, 69
Spurenelemente 83
Stasezone 66
Streßgallenblase 16
Swan-Ganz-Katheter 39

Tannin 4
Teer 102
Temperaturregulation 72
Testosteron 17
Tetanusprophylaxe 36
Thrombinlösung 67
Thromboseprophylaxe 42
Toxin 7, 13
Transaminasen 16
Translokation 15, 80, 89
Transplantat 76, 77, 114
Transplantation 62, 66, 67, 69, 77, 96, 101
Triglyceride 82

Verätzungen 91
Verbandwechsel 75, 76, 82
Verbrennungskrankheit 84
Vitamine 83
Vollhaut 72

Zement 102

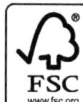

MIX
Papier aus verantwortungsvollen Quellen
Paper from responsible sources
FSC® C105338

If you have any concerns about our products,
you can contact us on
ProductSafety@springernature.com

In case Publisher is established outside the EU,
the EU authorized representative is:
**Springer Nature Customer Service Center GmbH
Europaplatz 3, 69115 Heidelberg, Germany**

Printed by Libri Plureos GmbH
in Hamburg, Germany